天下文化
BELIEVE IN READING

健康生活｜BGH157B

無麩質飲食，讓你不生病！

揭開小麥、碳水化合物、糖傷腦又傷身的驚人真相

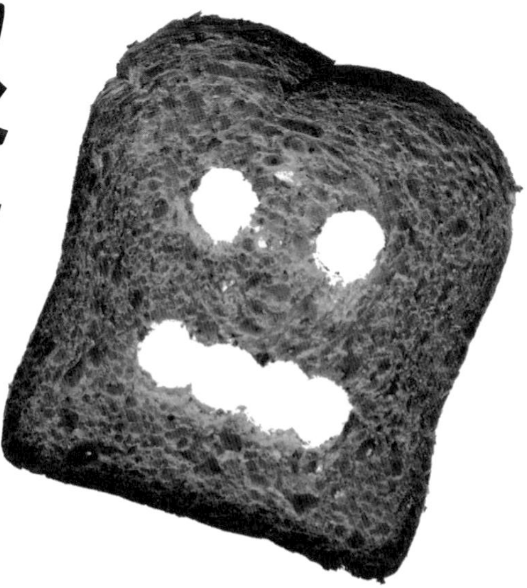

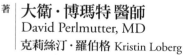

Grain Brain

著｜大衛・博瑪特 醫師 David Perlmutter, MD
克莉絲汀・羅伯格 Kristin Loberg
譯｜廖月娟

The Surprising Truth about Wheat, Carbs, and Sugar ——
Your Brain's Silent Killers

推薦文

都是麩質惹的禍？

復健科專科醫師、身心靈整合專家／荊宇元

我是一個復健科醫師，經常出國學習各種徒手治療的技巧。在這些治療技巧中，我最認真投入學習的，是Sharon（Weiselfish）Giammatteo物理治療博士所發明的「整合徒手治療」（Integrative Manual Therapy），這種徒手治療，可以處理各種內臟、血管、神經、骨骼、肌肉與關節的問題。

大約七年前，Sharon在香港講課時，首次提到麩質（Gluten）對人體的危害，並教授一套徒手治療，來處理麩質所造成的人體功能失常。她甚至認為，麩質是影響人體健康的關鍵；她說：「麵包吃得愈多，死得愈快。」「如果你要吃麩質，就不要躺上我的治療床，因為那是在浪費我的時間，也在浪費你的金錢。」

我個人雖然非常欽佩Sharon，但是做為一個華人，要在飲食中完全停掉麩質，實在非常為難。以前，我們家每個月至少要上一次義大利餐館及北方麵食館；停掉麩質，所犧牲掉的不只是口腹之慾而已，更是家庭與社交生活。我心想：「Sharon 什麼都好，就是在麩質的觀點上，應該是錯的。」

一直到四年前，有一次在香港上整合徒手治療課程時，拿到一瓶麩質消化酶（Gluten Digest），我立刻發現自己身體內臟有問題的地方，都在冒熱氣。這種冒出熱氣的現象，在徒手治療上，稱為「筋膜放鬆現象」。也就是麩質消化酶，透過某種能量作用，在放鬆我的身體。而且我發現，實行無麩質飲食多年的同學，手持麩質消化酶時，身體完全沒有熱氣冒出。當下我醒悟到，麩質的確在影響我的健康。下課後，我立刻到香港的健康食品店，買了兩箱無麩質醬油帶回台灣，開始實踐無麩質飲食法。

我知道這是一個重大的人生決定，一定要詳細瞭解關於麩質的所有知識，才有可能貫徹。於是回到台灣後，我立刻在亞馬遜網路書店訂購了六、七本有關麩質的書，開始認真閱讀。

當時，臉上的脂漏性皮膚炎，至少已經困擾了我兩年，十分苦惱。皮膚科除了類固醇，也提不出什麼對策。有時甚至嚴重到每到春秋兩季，半夜癢到醒來，在睡夢中癢到抓破臉；坐飛機到美國等長途飛行的後半段，臉就會開始脫屑，奇癢難耐。我的臉甚至因為長期發炎，而變成黯黑色。

然而，我的脂漏性皮膚炎，就在我從香港回到台灣實踐無麩質飲食兩週後，完全痊癒了；當時我雙親赴大陸旅遊十天回到台灣，發現我的臉變白了！一直到今天，我的臉沒有再癢過。

我也把Sharon處理麩質問題的徒手治療技巧，運用在我的病人身上，絕大多數患者的腰痠背痛，都會立刻消失。令我不禁懷疑，我們復健科百分之五十以上病患的疼痛，是否都是麩質造成的？正因為他們天天都在吃，所以天天都在痛。

於是我積極勸導病人力行無麩質飲食。他們也會與我分享成果：有的說，以前肌肉關節天天痠痛，現在真得一點都不痛；有的說，發現自己食量增加，卻可以減重五公斤以上；有的說，偏頭痛消失了；有的說，以前思考渾沌，現在頭腦清晰；有的以前常陷入沮喪，現在心情樂觀平靜；有的以前「能量狀態很低」，幾乎整天都在床上睡，可是仍舊沒有精力工作，現在不會了；有的以前經常肚子痛，改吃米後，疼痛消失了……

我也聽到病人的幾種質疑。一種質疑的聲音是：為什麼以前沒有聽說過？我的回答是：我個人開始實踐無麩質飲食時，網路上找得到的中文資訊，只有一則新聞的標題。但如果你用麩質的英文「gluten」去搜尋，找到的英文網頁，多到不可勝數。

另一種質疑是：中國傳統北方人吃麵食，為什麼個個身強體壯？老實說，我不知如何回答這個問題。也許是因為小麥的基因改造，是最近幾十年的事。

還有一種質疑：為什麼沒有聽醫生說過？

針對這一點，我要詳細回答如下：目前醫學上對「麩質耐受不良」（gluten intolerance），大致分為三類（參考資料列於文後）。

第一類是「乳糜瀉」（celiac disease）：這是因為麩質引發自體免疫反應，攻擊自身小腸壁細胞所致。約占西方人口的〇．五％至一％。乳糜瀉可以由檢查人類白血球抗原HLADQ2與HLADQ8，以及檢驗血液中轉麩胺醯胺酶抗體、肌內膜抗體，與小腸組織切片檢查等方法診斷。其他麩質所引起的自體免疫疾病，還包括皰疹樣皮膚炎（dermatitis herpetiformis），麩質造成的運動失調（gluten ataxia）等。

第二類是「非乳糜瀉的麩質敏感」（non-celiac gluten sensitivity）：這是吃麩質後幾小時至幾天發生的身體不適症狀，包括：（有些人會）便祕、（有些人會）拉肚子、嘔酸水、腹痛、脹氣、頭痛（包括偏頭痛）、關節肌肉痠痛、濕疹、皮膚炎、青春痘、恍神（brain fog）、容易疲勞、「能量狀態很低」、容易生病、缺鐵性貧血、骨質疏鬆等。研究指出，這個族群約占美國人口的六%。

第二類可能是一種免疫反應，而且是先天免疫反應（innate immune response），實驗室的檢驗方法正在研究中。目前的診斷方法，只能靠排除第一類乳糜瀉及第三類小麥過敏後，施以無麩質飲食，症狀會好轉；而如果再吃麩質，症狀又重新出現來診斷。

第三類是「小麥過敏」（wheat allergy）：食物過敏占人口比率的三%到五%。其中二〇%是對食物產生IgE抗體的過敏反應，IgE抗體過敏可以藉由抽血檢驗診斷（RAST檢驗）。然而，大多數人的食物過敏，都不能由這種血液檢驗診斷，這是因為他們的免疫反應不是IgE抗體反應，所以只能靠食物排除法來診斷。對小麥產生IgE抗體的過敏反應，症狀包括快速（幾分鐘至幾小時）發生口、鼻、眼、喉癢和腫、皮膚出現紅疹、皮膚腫、呼吸喘鳴聲（wheezing）、腸胃痙攣、脹氣及腹瀉，甚至產生致命性的過敏反應。小孩的食物過敏有可能在五歲後消失。

亞洲人可能第一類「乳糜瀉」的盛行率很低，但不表示我們不會得到第二類「非乳糜瀉的麩質敏感」。而我讀過多本關於麩質的書，其中大部分作者為醫師，沒有任何一本書提到，「非乳糜瀉的麩質敏感」問題只發生在西方人、而不會發生在亞洲人身上；頂多說「非乳糜瀉的麩質敏感」對亞洲人造成問題的統計數據，還不清楚。

天下雜誌出版的《小麥完全真相》，以及這本《無麩質飲食，讓你不生病！》，皆由醫生所撰寫，也都是近兩年內出版的全美暢銷書。台灣的醫界實在應該閱讀這方面的書。

我個人實行絕對無麩質飲食，至今已經四年多了。以下是我常給病患關於無麩質飲食的衛教資料，供有心人參考：

一、麩質是小麥、大麥、裸麥的蛋白質。

二、麩質造成的症狀與及疾病，如前述「麩質耐受不良」中的分類。國人尤需注意第二類「非乳糜瀉的麩質敏感」。

三、麩質也會造成中樞神經系統的問題，如自閉症、過動兒、癲癇，以及極度沮喪。

四、燕麥也不可以吃，因為燕麥跟小麥在工廠一起加工處理，所以會被小麥汙染。

五、你只要完全不吃麩質兩週以上，症狀就會消失。但是一定要終身完全停止吃麩質，才能徹底解決問題。

六、含麩質的食品：

1. 麥及麵粉做的：如麵包，餅乾，餃子，麵條，饅頭，啤酒，麥茶……

2. 醬油的原料是大豆與小麥。所以醬油及含醬油的醬料，都含有麩質，如醬油、蠔油、辣椒醬、甜辣醬、沙茶醬等。

3. 麵筋類：即素食者吃的假肉（mock meat），包括火鍋料裡面假的蟹肉、甜不辣等。

4. 其他添加麩質以改善口感的食品：如沙拉醬、美乃滋、奶油等。

5. 許多肉類在烹調時會在外面裹一層麵粉，因此含有麩質。

6. 漢堡肉的填充劑含有麩質。

七、使用無麩質的純大豆醬油。目前台灣傳統風味的無麩質純大豆醬油，是由日本進口的；台灣自己生產的無麩質醬油，是黑豆醬油。

參考資料：

1. Stefano Guandalini, Carol M. Shilson, Kim Koeller, et al. *Jump Start Your Gluten-Free Diet! Living with Celiac/ Coeliac disease & Gluten Intolerance.* Ebook Edition. The University of Chicago Celiac Disease Center; July 2013, p 15-16.

2. Anna Sapone , Julio C Bai, Carolina Ciacci, Jernej Dolinsek, Peter HR Green, Marios Hadjivassiliou, Katri Kaukinen, et al. Spectrum of gluten-related disorders: consensus on new nomenclature and classification. BMC Medicine 2012, 10:13. http://www.biomedcentral.com/1741-7015/10/13
3. Alessio Fasano, *Gluten Freedom: The Nation's Leading Expert Offers the Essential Guide to a Healthy, Gluten-Free Lifestyle*, 1st Edition, Wiley, April 2014, Chapter 3.
4. Shelley Case. Celiac Disease, Gluten Sensitivity and the Gluten-Free Diet. (A free handout of website https://glutenfreediet.ca/handouts.php)

推薦文

大家習以為常的健康觀念，真的正確無誤嗎？

美國自然醫學博士、台灣全民健康促進協會理事長／陳俊旭

近八年來，我受各大出版社邀請，推薦了四十幾本新書，其中，《無麩質飲食，讓你不生病！》和《小麥完全真相》，是我推薦過最精采的兩本書。這本書其實不只侷限在麩質的問題，而是廣泛地探討高碳水化合物飲食對身體造成的負面影響。

根據演化論，人類歷史將近二百萬年，長久以來處於狩獵時代，以肉食和野生蔬果為主，直到一萬年前，才進入農耕時代，大量攝取米飯、麵包等高澱粉食物。人類的基因沒什麼改變，但飲食比例卻從低澱粉轉變成高澱粉，會不會有影響呢？

簡言之，這本書就是在探討「高澱粉飲食有害健康」的觀念，這個觀念相當

重要，但卻嚴厲衝擊目前醫學界、營養界，甚至政府宣導多年的健康觀念。孔子說：「學而不思則罔，思而不學則殆。」我希望讀者能慎重審視書中的證據，反覆思考，甚至加以體驗，看看真相為何。

例如，書中提到二〇一四年《美國醫學會期刊》所做的減重研究，結果證實，低碳水化合物飲食優於低升糖指數、遠優於低脂飲食，不但如此，這個研究也證實低碳水化合物飲食對於胰島素阻抗問題的改善，最有效果，對於降低三酸甘油脂的成效也很顯著。這些證據，都和主流醫學的衛教宣導與一般民眾的認知，完全相反。

這是一個知識爆炸的時代，報章雜誌、電視媒體、網路傳言，充斥各種健康養生的論述，是對是錯，無人深究。試問，如果大家腦中的健康知識，以錯誤偏差的居多，那麼，全民怎能健康呢？

現代醫學雖然發達，但尚未進入成熟期，因此我們常會聽到一些倡導的觀念，過一陣子就被完全推翻。例如，好幾十年前，醫界認為「吸菸有益健康」；在五〇和六〇年代，護理人員建議母親要買奶粉餵食新生兒，因為「牛奶比母奶營養」；一九五六年，美國心臟協會呼籲「以人造奶油（乳瑪琳）取代天然奶油」，大力宣導「飽和脂肪會堵塞血管」；一九九二年，美國政府開始提倡「低脂、高碳水化合物飲食，有益健康」。

上述的宣導都是誤導，然而，若你生活在當時，能否具有洞察謬誤的慧眼，或獨排眾議的勇氣？從眾行為是動物的本能，保持現狀最符合慣性，所以，大多數人都是不假思索的追隨者，甚至因此付出健康的代價，仍不自知。以填鴨式教育為主要學習方式的亞洲國家，獨立思考的能力是比較薄弱，也比較罕見的，甚至為了避免惹來麻煩，而堅守「老二哲學」。因此，重要的省思與改革，常源自歐美。

說來諷刺，誤導來自歐美，省思也來自歐美，而亞洲總是慢半拍，至少我所熟悉的醫學和營養學是如此。

自二〇〇六年起，我就從個人著作和演講中不斷呼籲，飽和脂肪不全是壞油、多吃好油少吃壞油、體內九五％的膽固醇是自行合成等等，諸多歐美新知。但這麼多年來，守舊的觀念還是固若金湯、不易鬆動。這本書的問世，無疑是提出豐富佐證，讓學術界與一般民眾，好好檢視大家習以為常的健康觀念，真的正確無誤嗎？

從我的第一本書《吃錯了，當然會生病》開始，我提倡的許多概念，和本書許多觀念幾乎不謀而合，例如：膽固醇、飽和脂肪、椰子油、雞蛋、高果糖糖漿、斷食、空腹胰島素、糖化血色素、同半胱胺酸、維生素D、C反應蛋白、晚餐距離睡前至少三小時、睡前若餓，只能吃高蛋白和高脂食物、八〇%的人口有慢性食物過敏、發炎失控是百病之源、降血脂西藥的副作用、糖尿病是因為胰臟過勞、腦茫現象的成因、某些食物和藥物會造成大腦萎縮現象。尤其在《健檢做完，然後呢？》前面兩章，根本就是極簡濃縮版。

看完本書後，尤其是食譜，很多人可能會納悶，真的從今不能吃澱粉嗎？其實未必，就代謝型態而言，每人的體質不同，代謝碳水化合物、蛋白質、脂肪的傾向，自然因人而異。簡單說，如果本書的食譜，讓你吃起來非常舒服，甚至三高症狀開始下降，恭喜你，你是老虎型（適合多吃蛋白質與脂肪）。若吃起來沒效果，那也別怪作者，因為你是斑馬型（適合多吃碳水化合物）。如果搞不清楚自己的代謝型態，那就採取中庸之道，也就是我和美國農業局先後提出的「食物四分法」，若有血糖不穩的問題，那就再把澱粉從四分之一降到八分之一即可。

最後我必須再補充一點，在種類方面，小麥是所有澱粉食物裡面，問題最大的，三高肥胖和過敏，常與它有關。稻米、小米、藜麥等雜糧，問題較小，但也不能吃太多。在加工方面，五穀雜糧愈精製，問題愈大，愈粗糙，問題愈小。

人類第一次革命是農業革命，發生在一萬年前，改變了飲食比例。第二次革命是工業革命，兩百多年來，雖然生活便利了，但卻日益汙染了飲食與環境，加速了疾病演化與地球暖化。而現在，正進入第三次革命，永續革命，希望可以找尋一條出路，讓人類能健康永存在地球之上。希望大家一起努力，明天會更好！

推薦文

到底該怎麼吃才健康？

台北榮總特約醫師／劉秀枝

《無麩質飲食，讓你不生病！》探討食物對大腦的影響，卻又顛覆傳統醫學知識。作者大衛．博瑪特不僅是在美國行醫三十多年的神經科專科醫師，且持續有研究論文發表，也是美國營養學會的會員，讓人不由得不信。作者對食物的建議除了減量、低卡路里外，還要去麩質、低碳水化合物和高脂，並且認為高膽固醇與心臟病無關，與傳統的低脂飲食建議大相逕庭。

麩質是一種有黏性的蛋白質，存在於麥類中，尤其是小麥，讓製造出來的食物具有嚼勁，所以麩質在我們的一般飲食中很常見。如對麩質過敏，嚴重則產生少見的自體免疫疾病「乳糜瀉」，輕則出現「麩質敏感症」，但麩質敏感症沒有確實的實驗室診斷標準，臨床症狀既多樣又不具特異性，不容易診斷，常是患者開始吃不含麩質的飲食後，症狀消失或改善，才能確診。作者認為許多疾病，從注意力不足過動症、輕度認知障礙、帕金森氏症、偏頭痛、憂鬱症、精神分裂症到腸胃病等等，都與麩質敏感有關。博瑪特醫師先由演化、生化、生理和病理等方面切入，繼之以他自己的病患為例，並且大量引用醫學文獻來佐證其論點，甚至一開頭就引用《黃帝內經・素問篇》的「是故聖人不治已病，治未病」，很有說服力。

本書內容豐富，深入淺出，加上文句生動，譯筆流暢，因此雖有許多醫學名詞和生化等作用機轉，讀來卻不覺得艱澀。而且每個章節都以活潑的標題如「大腦的愛恨情仇」、「為膽固醇洗刷汙名」和「蛋：地球上最完美的食物」等，吸引人一直讀下去。

自二〇一三年在美國出版後，到今年一月為止，本書已連續五十五週登上《紐約時報》暢銷書排行榜，掀起一股不吃麩質的飲食旋風，估計約有三〇%的美國人避免吃麩質食物，創造出新的巨大商機，也引起美國醫界的關注，出現不同的聲音，畢竟世界衛生組織所建議的低脂、低膽固醇飲食，已深入人心，很難動搖。

做為讀者的我們該何去何從？我覺得，我們應該以開放的心胸來看待新觀念和新思維，畢竟醫學日新月異，醫學的觀念和治療與時俱進，甚至昨是而今非。然而，飲食習慣的改變要細細思考、慢慢來，而且有糖尿病、高血脂或心血管疾病者，在採用新的飲食習慣前，還是先請教醫師為宜。

書中充滿「預防重於治療」的精神，醫師的角色應該不只是治病，而是引導社會大眾由飲食、運動和睡眠三方面著手，建立健康的生活型態。運動有五大好處：控制發炎、增加胰島素敏感性、有利血糖控制、使腦部記憶區得以擴展，以及提昇腦源性神經生長因子的濃度。睡眠有修復身體、對抗感染、維持理想體重和儲存記憶等功能。在書的結尾，作者並且設計一套四週改善健康的實用方法，供讀者參考和遵循。

總而言之，這本書帶來新視野和衝擊力，很值得仔細閱讀和深深思考。

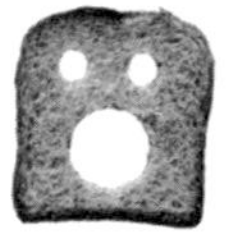

自序

向穀物宣戰

是故聖人不治已病，治未病；不治已亂，治未亂。夫病已成而後藥之，亂已成而後治之，譬猶渴而穿井，鬥而鑄錐，不亦晚乎？

——《黃帝內經．素問篇》，四氣調神大論

如果你問你的祖父母或曾祖父母，在他們成長的時代，人都是怎麼死的，他們可能會說，多半是年事已高，自然老死。你或許也知道，以前的人有不少是病死的，如染上可怕的病菌，像是被肺結核、霍亂、痢疾奪走性命。然而，我們不曾聽聞古人死於糖尿病、癌症、心臟病或失智症。

自二十世紀中葉開始，死亡證明書上記錄的死因很少是自然老死，而是某種疾病。今天，單一的疾病長期發展下來，往往會出現多種併發症和症狀，使人的身體機能逐漸衰退。這也是為何現在八、九十歲的老人死因往往很複雜，很少死於單一疾病。

人老了，身體就像是棟年久失修的老房子，在風吹雨淋之下漸漸腐朽，水電線路常常故障，牆壁早就出現許許多多你看不到的裂痕。眼見房子損壞，你當然會進行必要維修，然而不管怎麼修，還是不可能跟全新的一樣，除非整棟拆掉、重建。每次修補之後，房子就能多撐一會兒，但有些地方還是需要徹底整修，然而修到最後不免還是千瘡百孔。人體正是如此，會在疾病的摧殘下變得脆弱，直到完全腐朽、敗壞。

腦部疾病也是如此，包括最讓人恐懼、常躍上報紙頭條新聞的阿茲海默症。阿茲海默症可說是老年生活最大的威脅，其他疾病都沒這麼可怕。若是得了阿茲海默症或其他各種類型的失智症，將使人失去思考、推理和記憶的能力。我們可從研究得知一般人對失智症等腦部疾病的憂慮有多深。根據二〇一一年哈里斯互動市調公司（Harris interactive）為大都會基金會（MetLife Foundation）進行的調查研究發現，三一%的民眾對失智症的恐懼勝過死亡或癌症。[1] 然而，害怕得失智症的不只是老年人。

有關阿茲海默症等腦部退化病症的迷思有一籮筐，像是**這是基因注定的啦，年紀大了難免會得這樣的病啦，或是活到八十幾歲以上腦子必然退化……**。

先別急著下定論。

請聽我說：大腦的命運不是基因決定的，腦部的退化並非必然。如果你有其他腦部的問題，像是慢性頭痛、憂鬱症、癲癇、情緒低落等，或許不能怪罪基因。

罪魁禍首是你吃下的東西。

是的，你沒看錯：腦部功能障礙始於你每天吃下的麵包。我會證明這點，儘管這樣的話聽來荒謬，我還是要再說一次：現代穀物正在悄悄摧殘你的大腦。我所說的「現代穀物」，不只是怕胖人士視為惡魔的精製白麵粉、義大利麵、白米，還包括很多人奉之為健康聖品的食物——如全麥麵包、全穀麵包、多穀麵包、七穀麵包（**譯注**：七穀〔seven grains〕是指高蛋白質的紅小麥、軟質白小麥、燕麥、大麥、稞麥、黑麥及小麥麩）、發芽穀類麵包、石磨穀物粉等。其實，這些我們喜愛的膳食就像恐怖份子集團，最愛攻擊人體最寶貴的器官，也就是大腦。我將說明水果和其他碳水化合物如何危害我們的健康，長期下來更會破壞腦部，由內而外加速衰老。這不是科幻小說，而是有紀錄可查證的事實。

我寫這本書的目的，就在於從演化、現代科學和生理學的角度提供可靠的訊息。本書將破除一般人對食物的成見，儘管可能損及食品企業的利益，卻能使人了解腦部疾病的根本原因，提供希望：腦部疾病大抵是可以預防的，就看你如何選擇。也許你一時不明白，但日後必然會了悟：本書不只是一本飲食保健書籍，而是會改變你一生的重要著作。

我們每天都從報章雜誌或網路資訊，獲得一些如何對付慢性病的新知，特別是不良生活習慣所導致的疾病。除非你活在石器時代，否則你該知道，儘管市面上充斥教人如何保持窈窕的書，我們的腰圍還是逐年增加。大概很少人不知道第二型糖尿病有多盛行，也都聽說心臟疾病已成健康的頭號殺手，緊追於後的則是癌症。

多吃蔬菜、餐後立即刷牙、偶爾流流汗、充分休息、別抽菸、笑口常開——這些都是大家熟知的健康之道，也明白應該經常這麼做。但是說到大腦和心靈的保健，我們似乎無能為力，認為一旦上了年紀，腦子就不管用了，除非天生就有好基因或是醫學有了重大突破，才能保持頭腦清晰、精神矍鑠。當然，我們也許在退休之後，依然精神奕奕，能解縱橫字謎、享受閱讀之樂或流連於博物館。但是腦部功能障礙與生活習慣的關連，似乎不像其他疾病那麼顯而易見，像是每天抽兩包菸容易得肺癌或狂吃薯條會變胖。正如前述，我們常會把腦部疾病和生活習慣造成的慢性病，當成兩回事。

接下來，我將讓你了解生活方式為何與罹患腦部疾病的風險息息相關。有些腦部疾病會侵襲幼兒，有的則在一個人的生命走到盡頭，才能診斷出來。我認為半個世紀以來的飲食改變——從過去的高脂食品、低碳水化合物，轉變為今天的低脂食品、高碳水化合物——就是現在許多腦部疾病的根源，包括慢性頭痛、失眠、焦慮症、憂鬱症、癲癇、動作障礙、精神分裂症、注意力不足過動症（ADHD）、年老認知失能及一些無可逆轉、無法治療的腦部疾病。我將讓你了解，就在**此時此刻**，穀物已在傷害你的大腦，你卻渾然不知。

最近，有多篇食物會影響大腦的研究報告，悄然躍上聲名卓著的醫學期刊。這該是盡快讓大眾得知的訊息，否則我們總是相信食品產業的宣傳，認為很多食物「營養豐富」。有些醫師和科學家像我一樣，懷疑某些食物是否真的「有益健康」。而今天心血管疾病罹病率的飆升、肥胖和失智症的盛行，是否應該怪罪碳水化合物和加工過的多元不飽和植物油（如芥花油、玉米油、棉籽油、花生油、紅花籽油、大豆油和葵花油）？含高飽和脂肪與高膽固醇的食物，真的有益心臟和大腦？我們真的能藉由吃進去的食物，改變天生遺傳的體質嗎？現在，我們已知少數人的消化道會對麩質（gluten）過敏（**譯注：**麩質過敏者體內缺乏一種蛋白酶，無法將麩質消化分解。如吃到含麩質的食物，小腸絨毛就會受損，變得平坦或糜爛發炎，引發腹瀉、營養不良甚至於貧血），麩質是一種存在於小麥、大麥和黑麥的蛋白質，然而，麩質是否真的會損害人的大腦？

幾年前，上述問題開始困擾我。那時，我的患者病情加重，同一時間，有關穀物會傷害大腦的研究報告也逐一問世。我是臨床神經科醫師，每天照顧腦部受損的病人，他們都很想知道自己的大腦為何會出現病變，而身旁的家人也很可憐，必須共同承擔疾病的折磨，令我不得不追根究柢。

我不只是領有執照的神經科專科醫師，也是美國營養學會（American College of Nutrition）的會員——擁有這種資歷的醫師在美國只有我一人。我也是美國整合全人醫學學會（American Board of Integrative and Holistic Medicine）的創始會員，因此我能以特別的視角來看食物與大腦的關係。大多數的人都不了解這點，包括許多在多年前接受訓練的醫師，因為在他們受訓之時，這門新科學根本尚未萌芽。現在，我們不得不提高警覺。這就是為何像我這樣的臨床醫師和研究人員，必須從顯微鏡後方站起身，走出診間，吹哨示警。畢竟，擺在眼前的統計資料太驚人了。

首先，糖尿病和腦部疾病是最凶惡的病症，醫療花費甚巨，然而，這兩種疾病大抵是可以預防的，而且有密切的關連：得糖尿病會使你罹患阿茲海默症的風險加倍。糖尿病和失智症也許看來毫不相干，但其實很多疾病都會造成腦部功能障礙，只是我們幾乎不知道那些疾病竟然也會影響大腦。我也將揭示許多腦部疾病（如帕金森氏症）與暴力行為的關連，並探求多種腦部疾病的根本成因。

我們已知很多加工食品和精製碳水化合物，會造成肥胖或所謂的食物過敏，但沒有人解釋穀物等食物與腦部健康的關係，或是從基因的觀點來看待食物。我們處理食物的方式和身上的基因有關，我們對吃下去的食物有何**反應**，也取決於基因。在現代社會，腦部病變日益增多最關鍵的因素，就是膳食中的穀物。新石器時代的祖先採集食用的穀物極少，是為野生的單粒小麥（einkorn），這種穀物和我們現在吃的小麥，無論從基因、結構和化學組成來看，皆可說是截然不同的東西。我們吃的小麥是人工雜交與基因改造科技的產物，而美國人平均每人每年吃下的小麥就多達六十公斤。問題來了：這種穀物的成分，並不適合我們的基因與生理結構。

我要在此先聲明，這本書並非探討乳糜瀉（或麩質不耐症）的專書。乳糜瀉是一種罕見的免疫失調疾病，患者極少。儘管你向來身體健康，或是沒有對麩質過敏的問題，我還是懇求你好好讀這本書——因為這本書討論的主題關係到每一個人。在我看來，麩質就像「沉默的殺手」。人多半後知後覺，在你察覺情況不對之時，麩質已對你的大腦造成長久的損害。

我們現在已經了解，食物除了提供卡路里、脂肪、蛋白質與微量營養素，也是強大的表觀遺傳調控物質——亦即食物會改變我們身體的基因，但我們現在才開始從這個角度了解食用小麥的惡果。

很多人都認為我們可以自由選擇生活的方式，萬一生病，再找醫師治療即可，反正總有最新、最好的藥物可用。醫師扮演的角色似乎很簡單，看病人生什麼病，開什麼藥，就好了。這種思維有兩大謬誤：首先，把焦點放在疾病，而非健康，並不是正本清源之道；其次，這樣的治療常會伴隨危險的副作用。例如，最近《內科醫學檔案期刊》（*Archives of Internal Medicine*）刊登了一篇報告，指出停經後的婦女使用司他汀類藥物（statin）雖能達到降血脂的功效，得糖尿病的風險卻比未服用者增加近四八%。[2] 萬一你得了糖尿病，罹患阿茲海默症的風險又增為兩倍。如此看來，服用司他汀類藥物不只會讓罹患糖尿病的風險大增，還有更加複雜的問題等在後頭。

現在，一般民眾已漸漸警覺生活方式對健康和疾病風險的影響。我們經常聽到專家說怎麼吃有益心臟，也知道要增加膳食中的纖維質，以降低罹患大腸癌的風險。然而，為什麼我們很少聽到有人建議怎麼做才能保持大腦健康、遠離腦部疾病？是不是因為我們一直以為大腦的健康與否，不是我們能夠控制的？或是這種論點會損及藥廠的利益？我知道太多病人深受藥品所害，因此我不會幫藥廠說好話。我將在後面的章節揭露相關的真實故事。

我希望你讀了本書之後，從今天開始改變生活方式，讓你的大腦保持健康、活力、清晰，降低未來罹患腦部疾病的風險。謹將我研究腦部疾病超過三十五年的心血結晶獻給各位。每天，我為腦部功能受損的病人服務，為他們設計整合療法，以強化他們的腦部功能；每天，我都得和傷心的家屬會談，看他們為了所愛的人受苦，我也心痛如絞。而每天早上，我在上班前總會先去探望我的父親。他已經九十六歲，曾在著名的雷希醫學中心（Lahey Clinic）接受訓練，是位卓越的神經外科醫師。現在他住在老人養護中心，跟我工作的地方只隔了一個停車場。他也許不記得我叫什麼，但幾乎每天都提醒我，要我去看看他的病人。他已退休二十五年以上了。

我要告訴各位的不只是震驚的消息，也是千真萬確的事。請你從現在改變吃的東西，你將以全新的眼光來看自己。此刻，你也許會問：**傷害已經造成了嗎？**從過去到現在，吃了這麼多蛋糕，大腦是不是沒救了？別緊張。我希望本書能給你力量，讓你握有未來大腦的遙控器。就看你從今天開始怎麼做。

本書依據數十年來的臨床和實驗室研究結果（包括我自己進行的研究），以及我三十幾年來行醫看到的真實例證。我將告訴你，如何運用這些資料，也將為你擬定行動計畫，讓你的大腦變得更健康，而且能延年益壽。我保證這個計畫不只有益於你的大腦，也能幫你遠離下列疾病：

- 注意力不足過動症
- 焦慮症與慢性壓力
- 慢性頭痛和偏頭痛
- 憂鬱症
- 糖尿病
- 癲癇
- 精神不能集中
- 發炎及相關病症，如關節炎
- 失眠
- 腸胃病，包括乳糜症、麩質過敏、腸躁症
- 記憶力的問題和輕微的認知障礙（通常是阿茲海默症的前兆）

- 情緒失調
- 體重過重與肥胖
- 妥瑞氏症
- 以及其他諸多病症

儘管你沒有得到上述疾病，本書也能幫助你保持身體健康與精神敏銳，不管男女老少都能從中獲益，特別是已懷孕或計劃懷孕的婦女。我在寫這篇序言時，才看到一篇研究報告，文中提到對麩質過敏的婦女生下的孩子，長大後得精神分裂症等精神疾病的風險較高。[3] 這是所有準媽媽都應該知道的重大訊息。

我曾親眼看過許多神奇復原的病例，例如一個二十三歲的年輕人，在飲食做了幾項簡單的改變之後，嚴重的顫抖症就消失了，還有無數癲癇的病人，在多吃脂肪和蛋白質、避免吃穀物之後，就不再抽搐。我也曾見過一位三十多歲、多病纏身的女士，在改變飲食之後，出現驚人的轉變。她來找我診治之前，不只有劇烈的偏頭痛，也得了憂鬱症，一直飽受不孕的苦惱，還得了肌張力不全症，肌肉因而扭曲、變形。改變幾項飲食習慣之後，她的身體和大腦就回復健康，甚至成功懷孕了。

這些故事本身就是最好的證明，無數為病痛所苦的人，其實都可以擺脫疾病的折磨。我看過很多病人什麼都試了，例如接受所有的神經檢查或掃瞄檢查，只希望能把病治好。說來，只要幾種簡單的處方，大多數的人就可以回復健康，不用吃藥、手術，甚至連談話治療（一種心理治療）都不需要。你可以在本書當中找到所有的處方。

關於本書架構，先簡單解說如下：本書分為三部分，最先會出現一份特別設計的問卷，讓你了解每日的習慣，對大腦長期健康會造成什麼樣的影響。

第一部「穀物的完全真相」將帶你認識大腦的朋友和敵人，使你知道敵人如何害你的大腦出現功能障礙和疾病。我將把美國傳統飲食金字塔翻轉過來，解釋小麥、果糖以及某些脂肪對大腦的影響，也將證明為何低碳水化合物、高脂食物才是理想的飲食（一天攝取的碳水化合物必須少於六十公克）。

這聽來或許很荒謬，然而我還是要建議你，從今天起，不要再吃麵包，改吃雞蛋和奶油。如此一來，你將會攝取較多的飽和脂肪和膽固醇。請你以全新的觀點來看超市的貨架。如果你已是高血脂的病人，正在服用司他汀類藥物，或許會覺得很震撼。我會解釋你的身體究竟是怎麼運作的，如何輕輕鬆鬆改變體質，不但用不著吃藥，還可以享受美食。

我也將引用詳盡的科學研究報告，使你對發炎有新的認知，告訴你如何控制這種會威脅腦部健康的生化反應（更別提從頭到腳各部位的退化性疾病）。你必須改變你吃的東西。我將說明，如何藉由小心選擇食物控制發炎，進而改變自身的基因表現。不要再吃什麼抗氧化物，我們必須讓吃下去的食物強化體內的抗氧化系統和解毒路徑。

我將在第一部探討有關食物與大腦的最新研究，以及如何藉由食物改變基因表現，就像控制基因的「總開關」。這部分的內容將會使討厭運動、愛好垃圾食物的人眼睛為之一亮。在這一部的最後，我將深入探究一些最可怕的心理與行為失調病症，如注意力不足過動症、憂鬱症和頭痛。也將解釋，很多這樣的病例還是大有機會不藥而癒。

第二部是「搶救穀物腦」。我將告訴各位有益大腦健康的生活和飲食習慣，亦即營養、運動與睡眠。了解這部分的內容之後，我們就可開始實踐。

我會在第三部「告別穀物腦」提出四週的健康行動計畫，包括菜單、食譜與每週目標。讀者也可到我的網站 www.drperlmutter.com 查詢其他支援與更新資料。你可在此獲知最新研究、讀我新發布的部落格文章，或依據你個人的喜好下載資料。例如，你可從「每日一覽」或「每月一覽」的記事中得到靈感，創造自己的每日菜單和食譜。本書列出的一些清單（例如「你想像不到的麩質來源」）也可以在上述網站找到，你可以列印下來，貼在廚房或冰箱上，提醒自己。

到底什麼是「穀物腦」？我想你已略知一二。還記得八〇年代中期，公共服務部印製了很多反毒海報，張貼在全國各地的布告欄。海報上印的是一顆在平底鍋中煎得啪滋作響的蛋，並加上一行字：**如果你吸毒，你的大腦就像這樣**。

我對穀物也有類似的看法：如果你嗜吃穀物，你的大腦也會有類似的命運。我會向你提出種種證明，就看你決定怎麼做了。

◎編注：本書注解的參考文獻，請上天下文化官網下載：http://www.bookzone.com.tw/pdf/BGH157remark.pdf

自我評量

你的危險因子有哪些？

我們常認為腦部疾病就像不測風雲，隨時可能降臨在自己身上，究竟會不會得這種疾病大抵要看遺傳；而心臟疾病則不一樣，是遺傳加上長期不良的生活型態造成的。其實，腦部功能障礙和心臟疾病並無多大差別，同樣會受到長期行為和生活習慣的影響。往好的方面來看，這意味神經系統的失調與認知衰退，和心臟疾病一樣，都是可以避免的：如果你有正確的飲食與生活習慣，加上規律運動，就可避免很多腦部疾病，如憂鬱症和失智症。然而，目前每一百個人只有一人畢生神智健全，得以完全免除心智損害。

在接下來探討腦部疾病與營養不良的問題之前，請各位先做一份簡單的問卷，看看你現在的生活習慣，是否已對健康造成傷害。此問卷的目的，是協助你評估自己目前神經系統的危險因子。神經系統出現障礙，可能出現的症狀包括偏頭痛、癲癇、情緒失調、動作障礙、注意力不足過動症，以及嚴重的心智衰退。

請盡可能誠實回答下列問題。不要特別去想這些問題與腦部疾病有何關連，照實際情況回答即可。回答完畢之後，繼續讀下去，你就會了解我為何提出這些問題，以及你的危險因子有多少。如果你的答案介於「是」與「否」之間（如你想回答的是「有時候」），那就請勾選「是」。

1 我吃麵包。 是／否

2 我喝果汁。 是／否

3 我每天吃一份以上的水果。 是／否

4 我使用龍舌蘭花蜜，而不用糖。 是／否

5 我走路會喘。 是／否

6 我的膽固醇指數低於一五〇。 是／否

7 我有糖尿病。 是／否

8 我體重過重。 是／否

9 我吃米、義大利麵或麥片。 是／否

10 我喝牛奶。 是／否

11 我沒有經常運動的習慣。 是／否

12 我有神經疾病的家族病史。 是／否

13 我沒補充維生素D。 是／否

14 我吃低脂食物。 是／否

15 我服用司他汀類的降血脂藥。 是／否

16 我避免高膽固醇的食物。 是／否

17 我喝汽水（一般汽水或健怡可樂）。 是／否

18 我不喝酒。 是／否

19 我喝啤酒。 是／否

20 我吃麥片。 是／否

如果每一題你都答「否」，你就得到滿分了。要是回答「是」，每一個「是」都將使你的健康風險增加。如果十題以上你都答「是」，那就很危險了，你可能會得到嚴重的神經病症。如果未發病，還是可以預防，然而如果發病、確診，就不一定能治癒了。

檢驗項目

每天，都有許許多多病人問我：「我的風險有多大？」好消息是，我們現在已有一套檢測個人健康情況的方法，以推測其罹患某種疾病的風險——從阿茲海默症到肥胖（我們現在已知肥胖也是腦部疾病的重要因子）——並追蹤個人的健康狀態。

下列的檢驗都可在醫療院所完成，花費不高，大多數的保險也有給付。你可在後面章節更了解這些檢驗，以及如何改善結果（亦即檢驗數值）。在此列出這些項目，是因為很多人都想知道，可透過什麼樣的檢驗得知自己罹患腦部疾病的風險。下回你去看醫生，就可把這張檢驗清單帶去，要求醫師為你檢測。

- **空腹血糖：**這是非常普遍的診斷工具，可檢驗是否已得糖尿病或是在糖尿病前期。在量空腹血糖之前，至少需空腹八小時。如血糖值（即血漿中葡萄糖的濃度）在七十到一百毫克／分升（mg/dl）之間則為正常。超過這個數值則表示有胰島素阻抗（**譯注**：胰島素阻抗〔insulin resistance〕，指胰島β細胞分泌的胰島素對肌肉、脂肪、肝臟與中樞神經等組織，無法產生正常的反應，失去代謝葡萄糖與脂肪該有的功能，產生血糖升高與脂肪代謝異常。）的現象，或已得糖尿病，會使你罹患腦部疾病的風險增加。

- **糖化血色素**（HbA1c）：由於單次血糖檢驗可能受到很多因素的影響（如飲食、運動、疾病或藥物），因而起伏不定，透過糖化血色素的檢驗，則可得知過去三個月的血糖平均值，以及血糖控制的整體結果。由於糖化血色素可顯示腦部蛋白質遭到血糖（又稱糖化血紅蛋白）破壞的情況，因此是腦部萎縮的重要指標。
- **果糖胺**（fructosamine）：與糖化血色素的檢驗類似，可量測出一段時間的平均血糖值。透過果糖胺的檢驗，可以知道過去兩、三週的平均血糖值。
- **空腹胰島素**（fasting insulin）：早在得糖尿病血糖攀升之前，空腹胰島素偏高，則顯示胰臟已因處理膳食中過量的碳水化合物而過勞。這是糖尿病早期的警訊，與預防腦部疾病息息相關。

- **同半胱胺酸**（homocysteine）：體內製造過多這種胺基酸會引發多種病症，包括血管硬化、心臟疾病、中風與失智症。可藉由服用維生素B（如B6、B12及葉酸）來降低同半胱胺酸的濃度。
- **維生素D**：我們現在已知這是一種重要的腦部荷爾蒙，而不只是一種維生素。
- **C反應蛋白**（C-reactive protein，簡稱CRP）：急性炎症反應過程中組織破壞的指標。
- **賽瑞克斯序列3**（Cyrex array 3）：凡是麩質過敏體質，都可利用賽瑞克斯實驗室（Cyrex Laboratories）研發的這種檢驗檢測出來。
- **賽瑞克斯序列4**（Cyrex array 4，非必要項目）：這種檢驗可驗出麩質過敏體質者，是否對二十四類食物的蛋白質有過敏的交叉反應（**譯注**：交叉反應〔cross-reactivity〕類似食物引起的過敏反應，如對蝦子過敏，可能也會對螃蟹、龍蝦過敏）。

即使你今天決定不去做以上檢驗，也得了解這些項目，才能了解穀物與大腦健康的原則。我將在書中不時提到這些檢驗及結果所代表的意義。

第一部

穀物的完全真相

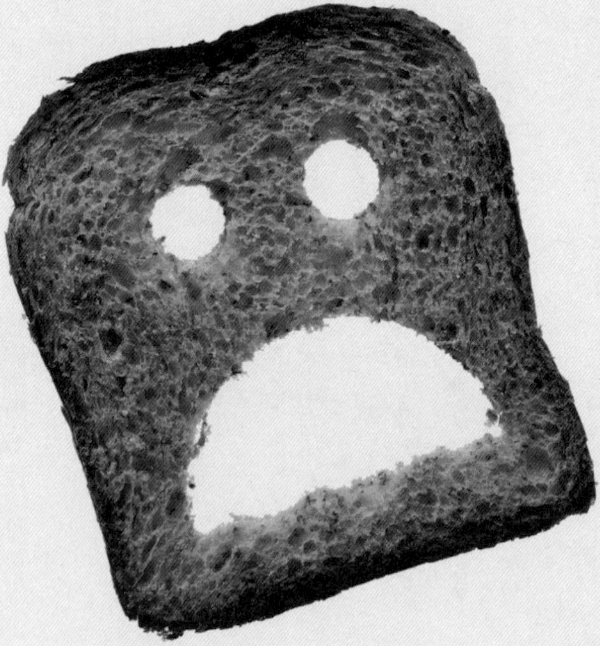

美味的義大利麵或鬆軟香甜的法式土司，會讓你的大腦受害？如果這說法讓你覺得不可思議，請準備面對接下來的挑戰。你或許已經知道精製糖和碳水化合物有害健康，尤其人們還常攝取過量，然而如果食用所謂有益健康的全穀類和天然糖呢？在此，我將揭發穀物的完全真相。

在這一部，我們將探討碳水化合物對大腦會造成什麼樣的影響。其實，碳水化合物富含「麩質」這種會刺激神經系統、引起發炎的物質，對身體造成或大或小的影響，輕則引發頭痛或莫名的焦慮，嚴重的話則會導致憂鬱症和失智症。

我們也將好好審視像胰島素阻抗和糖尿病之類的代謝障礙，在神經功能失調所扮演的角色，再來看看我們對碳水化合物至死不渝的熱愛，以及對脂肪與膽固醇的厭惡，將會如何助長肥胖與阿茲海默症的盛行。

在第一部的結尾，你將對膳食中的脂肪刮目相看，並小心提防大多數的碳水化合物；你也將知道怎麼做才能促使新的腦細胞生成，將基因的命運掌握在自己手中，永保心智健全。

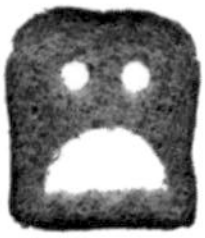

第一章

追緝腦部疾病的元凶

關於發炎，你還有很多不知道的事……

身體最主要的功能就是帶著大腦到處走。

——愛迪生

想像你回到幾百萬年前的舊石器時代。那時的人不是住在洞穴，就是在乾草原上漫遊。請你假裝語言不是障礙，你可輕鬆自在地與舊石器時代的人類溝通，告訴他們未來是什麼樣子。你在溫暖的火堆前，盤腿坐在地上，描述擁有高科技的現代世界，像是飛機、火車、汽車、摩天大樓、電腦、電視、智慧型手機以及資訊高速公路（亦即網際網路）。人類不但已登月成功，而且平安返回地球。

接下來，你談到二十一世紀的生活方式：現代醫學的進步，藥物琳琅滿目，不管什麼疾病或病菌，都能藥到病除。現代人的生命幾乎已可免除重大威脅，很少有人擔心老虎會在草叢邊虎視眈眈，也毋需憂慮饑荒和瘟疫。

你也形容了在大賣場和超市購物的經驗：現代人的食物可說應有盡有，像吉士堡、薯條、汽水、披薩、貝果、麵包、肉桂捲、煎餅、鬆餅、司康、義大利麵、蛋糕、洋芋片、餅乾、早餐麥片、冰淇淋、糖果等。一年無分春夏秋冬都可吃到水果，不管什麼樣的食物，只要上網點選一下，或是開車出去買，就可到手。為了方便運送，水和果汁大都是瓶裝的。儘管你不想提到品牌名，但實在難以避免，畢竟那些品牌的食品已成為生活中不可或缺的一部分，像星巴克、神奇土司、培珀莉餅乾、皮爾斯伯里麵團、幸運符麥片、彩虹糖、達美樂、潛艇堡、麥當勞、開特力、哈根達斯、神奇圈圈餅、優沛蕾、芝士餅、可口可樂、賀喜巧克力和百威啤酒等。

這樣的經驗聽在那些老祖宗耳裡，實在匪夷所思，個個目瞪口呆，難以想像這樣的未來。他們根本無從想像速食店或麵包吧，根本不知道什麼是「垃圾食物」。你還沒說到人類在這幾千年之內建立的里程碑，如農業、畜牧和食物的大量生產，他們就提出一個問題：那麼現代人面對的挑戰是什麼？你第一個想到的是肥胖，因為這一直是媒體的熱門話題。但舊石器時代的祖先一個個精瘦結實，聽得一頭霧水。

你接著提到在現代社會流行的慢性病，像是心臟病、糖尿病、憂鬱症、自體免疫疾病、癌症和失智症，他們更不知道你在說什麼了。於是，他們抛出一大堆問題：什麼是「自體免疫疾病」？糖尿病是什麼造成的？什麼是「失智症」？此時，你實在有雞同鴨講的感覺。

其實，在你一邊列舉未來人類的殺手，並盡力解釋之時，他們還是一臉困惑與不可置信。你先勾勒出一幅未來的美麗圖像，再用各種死因將之撕碎，這種情景，似乎要比死於感染或是被食物鏈上層的猛獸吃掉更加恐怖。經年累月被慢性病折磨，一步步痛苦邁向死亡，這種死法無異於凌遲。你說，二十一世紀的人更長壽了，但也得為此付出代價，那就是難逃退化性疾病的糾纏。但那些史前時代的老祖宗不相信，不久你也覺得這種說法說服不了自己。到底是哪裡出了問題呢？

我們和那些生於農業出現之前的祖先，有著相同的基因與體質。人類這種物種歷經幾千個世代的演化，可說是經過最佳化設計的產物。儘管我們今天不會自稱是獵人或採集族群，但從生物學的角度來看，我們的身體仍保有狩獵／採集族群的特點。

如果你再乘坐時光機器回到今天的世界，回想起不久前與老祖宗接觸的經驗，你當然會覺得現代科技很神奇，然而你也不禁思索當代人的命運：我們這個世紀的人，實在用不著飽嘗那些病痛的折磨。很多非傳染性的疾病其實是可以預防的，而這些疾病在全世界奪走的人命，甚至比其他疾病的總和要來得多。這樣的事實教人難以接受。我們也許比祖先長命，但也應該活得更好，在下半生享受免於病痛的人生。

沒錯，我們比祖先來得長壽，那是因為嬰幼兒的夭亡率下降，兒童健康得到改善。換言之，我們比較知道如何因應意外傷害，也較不會在兒童時期被疾病奪走性命，然而我們仍不知如何避免老年疾病。儘管目前很多疾病都能獲得有效治療，仍有數百萬人飽受可以避免的病症所苦。今天，我們在預期平均壽命增長、大肆慶賀之餘，萬不可忘記生命品質。

幾十年前，在我上醫學院那個年代，醫學教育的目的主要是教我們診斷與治療，也就是用某種藥物或療法來治癒病人。為此，我學習了解各種症狀，並設法對症下藥。然而今非昔比，現在的疾病不再像過去那麼容易治癒，但我們可利用同一個指標——即發炎程度——來觀測許多慢性病。今日醫師的主要任務並非追緝傳染病的禍首，如某種細菌或病毒，疾病的面貌已變得複雜詭譎，千奇百怪，教醫師難以下手。例如，我無法開一張藥方就治好病人的癌症、為病人消除無來由的疼痛、立即逆轉病人的糖尿病，或是使已遭阿茲海默症破壞的大腦完全康復。儘管我可使病人的症狀減輕，促成好的身體反應，但從根本治療疾病和圍堵症狀是兩回事。現在，我有一個孩子正在醫學院就讀，我得以了解這些年來醫學教育的改變有多大。現在的醫學生不再只是學習如何診斷與治療，而是以新的想法來對付現今流行的病症，而這些病症很多都源於發炎失控。

在我闡述發炎與大腦的關係之前，我想先提出一點，亦即大腦疾病的根源就在於飲食，這可說是我們這個時代最重大的發現。雖然大腦疾病的發生與進展有多個因素，但很多神經性疾病的形成，的確是因為我們吃了太多的碳水化合物，而攝取的有益脂肪不足。如果從糖尿病來看阿茲海默症，就可了解這個真相。我們都知道飲食不當會使肥胖和糖尿病上身，然而吃得不好，大腦也會壞掉嗎？

阿茲海默症——第三型糖尿病？

請你再想想活在舊石器時代、以狩獵／採集為生的老祖宗。他們的大腦結構和你的並無差異。人類歷經長遠的演化，不斷尋覓高脂、高糖的食物，畢竟這是一種生存機制。問題是，你活在食物過剩的時代，不再需要出門打獵，精製的脂肪和糖隨手可得。老祖宗可能得翻山越嶺，在森林中與猛獸纏鬥，才能得到獵物，大快朵頤。他們需要的糖也只能從植物或莓果獲得，然而也得在合適的季節才行。因此，儘管你的大腦和老祖宗的沒什麼不同，營養的來源卻有天壤之別。請看下面圓餅圖，就可一目瞭然。

所以呢？這種飲食習慣的差異和老化、神經性疾病，又有什麼關係？

大有關係呢！

自二〇〇五年起，已有研究人員以「第三型糖尿病」來形容阿茲海默症。[1] 然而，更新的研究才進一步揭露飲食不當與阿茲

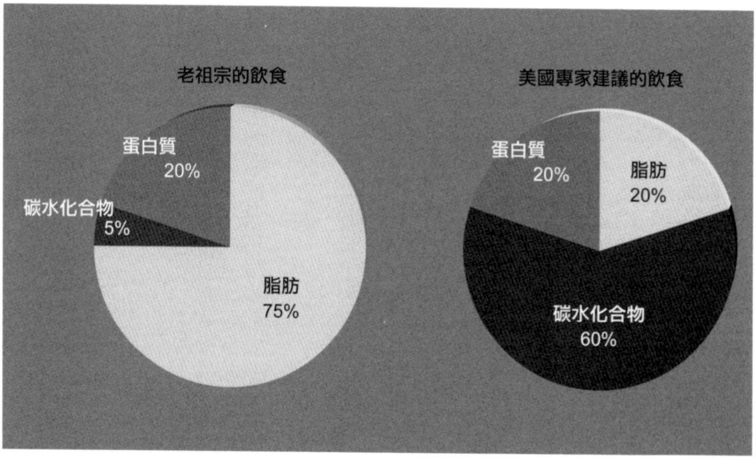

海默症的關係。[2][3]這樣的研究結果讓人一則以憂，一則以喜。如果改變飲食就能避免阿茲海默症，不也是個好消息？其實，改變飲食習慣不只能避免阿茲海默症，還能預防其他腦部病變。我將在下面章節詳述。

首先，看看糖尿病與腦部疾病的共通點。

演化使我們的身體產生一套絕妙的機制，把食物（燃料）轉化為能量，供細胞使用。在人類這個物種存續的幾百萬年間，大部分身體細胞需要的能量來源——即葡萄糖——都很稀少。因此，人類儲存葡萄糖或把其他物質轉化為葡萄糖的能力十分優異。身體在需要之時，可把脂肪或蛋白質轉化為葡萄糖。這個過程就叫糖質新生（gluconeogenesis）。但糖質新生的反應，不像把澱粉或糖轉化為葡萄糖那樣直截了當，因此必須消耗較多的能量。

我們的細胞接受、利用葡萄糖的過程很複雜。血流中的葡萄糖並不是流經細胞附近時，就直接被細胞吸取；能否進入細胞，要視胰臟分泌的胰島素而定。胰島素可說是細胞代謝最重要的物質，其任務是把血流中的葡萄糖運送到肌肉細胞、脂肪細胞和肝臟細胞，做為這些細胞所需的燃料。

正常且健康的細胞，對胰島素很敏感。然而，細胞如不斷攝取葡萄糖（像是吃下過多含有糖份的精製食物），細胞就會暴露在高濃度的胰島素之下，為了適應，不得不減少位於表面的胰島素受體。換言之，細胞會變得對胰島素沒那麼敏感，造成胰島素阻抗，忽略胰島素傳遞的訊號，無法從血液攝取葡萄糖。接著，胰臟只能分泌更多的胰島素，才能讓細胞吸收葡萄糖。在這樣的惡性循環之下，就會形成第二型糖尿病。這樣的病人因身體無法把葡萄糖運送到細胞，做為細胞的能量來源，血糖便會升高。

血糖太高會帶來很多問題。這樣的糖份就像一片碎玻璃，流竄身體各處造成傷害，讓發炎失控，使人失明、感染、神經受損、出現心臟疾病，是的，也會讓人得到阿茲海默症。

在這一連串的禍害當中，胰島素因為無法控制血糖，就像扮演幫凶的角色。不幸的是，胰島素不但無法把葡萄糖運送到細胞，也是一種同化荷爾蒙，會促使脂肪形成與留存，助長發炎。一旦胰島素濃度升高，其他荷爾蒙也會受到不良影響，有的增多，有的減少，身體因而陷入更進一步的混亂，無法恢復正常的代謝。[4]

一個人會不會得糖尿病，當然和遺傳有關。帶有糖尿病基因者，在某一個時間點，身體無法再耐受高濃度的糖份，便會發病。第一型糖尿病約占所有糖尿病病人的五％，成因與第二型完全不同，可說是一種自體免疫疾病。這類病人因免疫系統會對胰臟細胞發動攻擊，將之摧毀，因此胰臟幾乎無法製造胰島素。為了使血糖保持平衡，不得不天天注射胰島素。

第二型糖尿病則是身體被過量的血糖破壞造成的。第一型糖尿病通常在兒童和青少年時期就可診斷出來，第二型則好發於成人。第二型糖尿病可藉由飲食和生活習慣的改變而逆轉，第一型則永遠無法治癒。我們要記住一點，儘管我們以往認為第一型糖尿病主要是因遺傳而得病，但環境也是重要影響因素。根據近幾十年來的科學研究，環境因素似乎愈來愈重要。

胰島素阻抗會使異常的蛋白質在腦中出現，取代正常的腦部細胞，因而造成阿茲海默症。胰島素濃度太高與腦部疾病大有關係，研究人員於是以「第三型糖尿病」稱呼阿茲海默症。肥胖與腦部功能受損的關連，還不及糖尿病與腦部病

不幸的事實

目前美國二十歲以下年輕人罹患糖尿病者，已達十八萬六千人（包括第一型與第二型）。[5]十年前，我們還把第二型糖尿病稱為「成人型糖尿病」，但因確診的兒童與青少年如此之多，已不適合稱之為「成人型」。研究顯示，糖尿病的進展在兒童身上要比成人來得快。年輕人糖尿病於是成為當今醫療的一大挑戰。

變：糖尿病病人罹患阿茲海默症的風險，至少要比正常人多兩倍。

我不是指糖尿病是阿茲海默症的成因，而是這兩種疾病有相同的根源：身體都是因為食物的關係出現功能障礙，最後致病。儘管得糖尿病的人與失智症的人，兩者的病症表現和行為完全不同，但這種疾病雷同之處，比我們以前知道的要來得多。

近十年，我們已發現第二型糖尿病與肥胖症的人數都相關上升。然而，我們發現第二型糖尿病與阿茲海默症也有這樣的關係。這絕非湊巧，而是在這醫療費用不斷攀升、人口老化的年代所必須面對的事實。根據最新估計，到了二〇五〇年，罹患阿茲海默症的人數將達一億人——肥胖的問題遠不能相較，這樣的現象將壓垮健康保險體系。[6]

目前美國的糖尿病病人中，有九〇%至九五%都是第二型糖尿病，這類病人在四十年來已增長三倍。難怪美國政府急於找專家因應這個問題，希望能阻止這場災難。在未來的四十年，預估全球將有一億一千五百萬個阿茲海默症新病例，至少要花費一兆美元（以今日幣值計）來醫治。[7][8]根據疾病控制與預防中心的統計，二〇一〇年美國的糖尿病確診病人為一千八百八十萬人，另外還有七百萬人已經罹病，只是沒檢查出來。在一九九五年和二〇一〇年間，糖尿病的確診病例數目，在美國四十二個州皆已多出五〇%以上，在十八個州更多出一〇〇%以上。[9]

沉默的大腦著火了

不知有多少阿茲海默症病人的家屬在診間問過我：這到底是怎麼發生的？我母親（父親或兄弟姊妹）疏忽了什麼？我知道他們深受打擊，難過得不知如何是好，因此字字斟酌，謹慎回應。我看著我父親的身體一天不如一天，因此非常了解病人家屬的心情，那是挫折加上無助，痛苦與後悔交織的感覺。如果我必須告知那些家屬（包括我自己的家人）實情，我會如此解釋為什麼他們的家人會生這樣的病：

- 長期血糖偏高（儘管沒到糖尿病的地步，也一直偏高）。
- 吃太多碳水化合物。
- 多半選擇低脂、低膽固醇的食物。
- 對麩質過敏，但是一直沒診斷出來。

我告訴每一個人，麩質過敏是當今人類健康最大的威脅，但這樣的威脅卻少為人知。結果，幾乎所有的人都有這樣的反應：「醫生，你在開玩笑吧？怎麼可能每一個人都對麩質過敏。當然，得乳糜瀉的話又另當別論，但只有極少數人得這種病。」我提到最新科學研究把禍首指向麩質，麩質不但會引發失智症，也會造成癲癇、頭痛、憂鬱症、精神分裂症、注意力不足過動症等問題，甚至會使人性欲降低。聽我這麼一說，很多人都答道：「我不知道你在說什麼。」他們會有這樣的反應，是因為他們以為麩質只與消化系統的健康有關，卻不知麩質對神經系統的影響。

我們會在下一章深入探討麩質是為何物。麩質不只是乳糜瀉這種只有少數人罹患的自體免疫疾病的元凶。約有四〇%的人，身體無法妥善處理麩質，而另外六〇%的人，也可能在消化麩質的過程中受害。我們不得不提出這麼一個問題：**萬一從大腦來看，我們都對麩質過敏呢？**不幸的是，麩質不只存在於小麥等麥類食品，也在我們完全意想不到的產品之中，從冰淇淋到護手霜都有。

愈來愈多的研究已經證實，麩質過敏和神經系統功能障礙有關。即使是消化麩質沒問題、麩質過敏檢驗結果陰性者，麩質依然可能影響這些人的神經系統。我在門診看過太多這樣的病人——他們「什麼都試了」，而且已看過幾十位醫師，但問題依然無解，像是頭痛、偏頭痛、妥瑞氏症、癲癇、失眠、焦慮症、注意力不足過動症、憂鬱症，或是某種奇特、難以名之的神經病症。我第一個做的，就是請他們完全去除含有麩質的食物。而結果總是令我驚異。

研究人員已知，所有退化性疾病（包括腦部疾病）的根源是發炎。但他們直到現在，才知道促成發炎的元凶為何，是什麼導致這種要命的反應。他們發現，元凶就是麩質，也就是攝取過多含有碳水化合物的飲食造成的。令人不安的是，我們往往不知我們的大腦也正遭受麩質的破壞。如果是消化性疾病或食物過敏，通常很容易偵測，因為像脹氣、腹痛、便祕、腹瀉等症狀，都會很快出現。然而，大腦總是沉默忍受破壞，讓你不能察覺有什麼不對。除非你出現頭痛或神經病變等明顯的疾病，否則，等你知道大腦出問題時，已經太遲了。很多大腦方面的疾病一旦確診，已無可反轉，如失智症。

好消息是，我將告訴你，即使你因為遺傳的緣故容易罹患神經病症，只要及早預防，也可以扭轉這樣的命運。但你必須先去除兩大迷思：（一）低脂、低膽固醇的食物有益健康；（二）膽固醇是不好的東西。

不是去除麩質問題就解決了，麩質只是一小片拼圖。在接下來的章節，你將了解為何膽固醇是維持大腦健康與功能的主角。愈來愈多的研究結果顯示，高膽固醇可降低罹患腦部疾病的風險，有延年益壽之功。同樣地，高脂飲食（我指的是好的脂肪，非反式脂肪）也有益大腦健康，能使大腦功能保持在巔峰狀態。

你或許會說：**你在說什麼？**我了解上述觀點，和你相信的飲食守則完全相反。著名的「弗明翰心臟研究」（Framingham Heart Study）已增加數冊有關疾病危險因子的最新資料，包括失智症（**譯注**：除了對心臟病的研究，這項研究計畫還擴展至其他醫學領域，如遺傳對心血管疾病的影響、中風與失智症、骨質疏鬆與關節炎、營養、糖尿病、眼疾、聽障、肺病等）。

此研究創立於一九四八年，當時曾以年齡介於三十至六十二歲、居住在麻州弗明翰的男性與女性為研究對象，共有五千二百零九位（即第一代參與者），結果發現無人得到心肌梗塞、中風，甚至連心血管疾病的症狀也沒有。[10]自從那時開始，該研究繼續追蹤原始研究對象的後代，讓科學家從各個層面仔細觀察這群人，如年齡、性別、社會心理、體質與身上帶有的基因型等。

到了二〇〇五年左右，波士頓大學研究人員開始研究總膽固醇與認知表現的關係，他們檢測第一代參與者中七百八十九名男性與一千一百零五名女性。這些人在研究之初皆無失智症，也不曾中風，之後研究人員又對他們繼續追蹤研究了十六至十八年，每四至六年就為他們做認知能力測試，評量其記憶、學習、概念形成、專心、注意力、抽象推理與組織能力。如果這些參與者得了阿茲海默症，上述能力就會受到損害。

根據該研究在二〇〇五年發布的報告，「總膽固醇較高，口語表達、專注力、抽象推理比較好，多種認知能力的總分也比較高」。[11] 例如，總膽固醇在「理想值」之內（小於200 mg/dl）的人，表現不若總膽固醇在臨界值（200-239 mg/dl）與總膽固醇過高者（大於240 mg/dl）。研究人員下結論道：「總膽固醇低的人，認知表現比較差，如抽象推理、專注力、語言表達和大腦執行功能。」換言之，總膽固醇高的人認知表現比較好。顯然，膽固醇有保護大腦之功。我們將在第三章討論這點。

同樣的研究結果來自全世界各個實驗室，顛覆了傳統的健康認知。在我寫這段文字之時，坎培拉的澳洲國立大學，才在美國神經科醫學會出版的期刊《神經學》，發表一篇研究報告，顯示血糖偏高但仍在「正常範圍」者，已將自己暴露在腦部萎縮的危險之中。[12] 這和「第三型糖尿病」的理論不謀而合。我們已知腦部功能失調與失智症病人，都有腦部萎縮的現象。這對血糖偏高的人是一大警訊，即使血糖仍屬正常值，依然有很大的風險，不可再吃升糖指數高的食物（亦即碳水化合物）。

我的病人常告訴我，他們的血糖正常，因此可以安心。但我要反問：什麼是正常？最新研究顯示，儘管血糖檢驗「正常」，如果你看看你的胰臟，將大吃一驚：為了分泌足夠的胰島素，讓你的代謝系統保持平衡，你那可憐的胰臟已處在過勞狀態。因此，空腹血糖的檢查非常重要，也就是你在吃早餐之前量測的血糖。如空腹血糖過高，表示你的代謝系統已經出了問題，你可能已在罹患糖尿病的邊緣，你的大腦未來堪慮。

參與上述澳洲研究者共有二百四十九人，年齡介於六十歲至六十四歲，血糖在所謂的「正常範圍」。他們在研究之初接受腦部掃描，大約四年後再做一次掃描。結果顯示，血糖屬正常值但偏高者，記憶與認知能力都有退化的跡象。接下來，研究人員設法去除其他影響因素，如年齡、高血壓、抽菸與喝酒等，但他們發現血糖偏高但在正常範圍之內的人，大腦已萎縮六％到一〇％。可見，即使尚未出現糖尿病的人，血糖對他們的腦部健康仍有影響。[13]

血糖與胰島素的失衡已出現流行趨勢。在十年內，每兩個美國人就有一個會得到「糖胖症」（diabesity）——亦即肥胖加上種種代謝失衡，從輕微的胰島素阻抗、糖尿病前期到典型糖尿病（**譯注：**「糖胖症」一詞源於美國糖尿病協會前主席考夫曼（Francine R. Kaufman），於二〇〇五年出版的一本關於肥胖與糖尿病的書籍）。問題是，很多人在一開始出現這樣的代謝問題，並不自知，遑論確診，等到得知罹病，已經太遲了。我希望能盡一己之力，提醒大家，讓人防微杜漸，扭轉這樣的命運。其實，這不難辦到，只要改變每日生活習慣即可。

如果吃低碳水化合物飲食教你心生畏懼（想到告別那些心愛的美食，你已開始咬指甲），請你千萬別放棄，我能保證這麼做並不會太痛苦。我可能會把你的麵包籃拿走，但會換上其他美味的食物，或許你認為那是有害健康的食物，其實不然，像是奶油、肉、乳酪、蛋，更別提還有許許多多有益健康的蔬菜可吃。

一旦你吃的東西以低碳水化合物為主，攝取更多的脂肪和蛋白質，你身體的代謝系統就會改變，你也會發現很多目標不難達成，像是輕鬆減肥又不易復胖、一整天都精力充沛、睡眠品質改善、更有創意、生產力提高了、記憶更敏銳、腦子動得更快，也更能享受性生活。當然，你的大腦也變得更健康了。

當大腦也出現發炎現象

現在，我們再來探討發炎這種現象。

先前雖然已提過幾次，但尚未詳細解釋。每一個人都約略了解所謂的「發炎」

是怎麼一回事，如我們被蚊蟲叮咬，皮膚出現的紅腫，慢性關節炎發作的疼痛皆是。大多數的人都知道，身體組織受到傷害，腫脹、疼痛，都是自然反應，也就是發炎的指標。但發炎不一定總是不好的反應，也可能代表身體正在對抗有害的東西。不管是中和蚊蟲藉由叮咬注入體內的毒素，或是腳踝扭傷、避免移動，都有助於痊癒，因此發炎反應對我們的生存大有幫助。

然而，一旦發炎失控，問題就大了，就像每天小酌，有益健康，若是天天喝得酩酊大醉，等於是用酒精自殺。發炎也是。發炎應該是局部應急之道，如果時間拖長，或是沒完沒了，那就危險了。有幾百萬人正面臨這樣的威脅。如果身體組織一直受到侵襲，發炎反應就不會停止，甚至會經由血液循環，擴及全身各處。幸好我們現在已可透過血液檢驗，偵測這種全身性的發炎現象。

在發炎失控之時，細胞會受到多種化學物質的破壞，細胞的功能便會受損，甚至因此凋亡。發炎失控和多種疾病有關，如冠狀動脈疾病、癌症、糖尿病、阿茲海默症，以及其他種種慢性病。

我們不難理解，發炎失控如何造成關節炎這樣的病痛。目前，醫師常用ibuprofen（伊普；美國商品名「雅維」〔Advil〕）或阿司匹靈等藥物來治療。這些藥就是打著「消炎藥」的名號上市的。如氣喘，就以抗組織胺來對抗這樣的發炎、過敏反應。近日，已有愈來愈多的人了解冠狀動脈心臟病（心肌梗塞的主因）與發炎的關連性，或許比膽固醇過高來得大。這便可解釋為何阿司匹靈除了可以預防血栓形成，也能減少罹患心肌梗塞與中風的風險。

儘管已有一籮筐的科學文獻，證明發炎與腦部疾病脫不了關係，一般人還是很難理解，因此知道的人並不多。也許一個原因是，我們似乎很難把腦部病變想像成「腦部發炎」。畢竟，像多發性硬化症、癲癇、自閉症、阿茲海默症、憂鬱症這樣的腦部疾病，不像身體其他部位患病了會疼痛，腦部並無疼痛受體，因此我們無法察覺大腦發炎。

只是減少發炎反應，似乎無助於腦部健康與功能的增進。但我們已熟悉發炎與關節炎和氣喘等疾病的關係，過去十年在研究人員的努力之下，已為我們追緝到許多神經退化疾病的禍首。早在一九九〇年代，神經學家已發現，使用像伊普或 naproxen（那普洛先；美國商品名「Aleve」）等非類固醇消炎止痛藥長達兩年以上者，可使罹患阿茲海默症和帕金森氏症的風險減少四〇%以上。[14][15] 還有研究顯示，罹患腦部退化疾病的病人，促使腦部發炎的細胞激素（cytokines）會明顯升高。[16] 今天，拜最新腦部造影科技之賜，我們已可看到阿茲海默症病人腦部的細胞，如何促進細胞激素（發炎訊息的傳遞者）生成。

因此，我們不得不用全新的眼光來看發炎。發炎不只會造成你的膝蓋和關節疼痛，也會使大腦退化。發炎在腦部的下游效應，就是啟動自由基生成的化學路徑。慢性發炎的核心就是氧化壓力——簡言之，就是體內組織或細胞「生鏽」了。身體所有的組織，都會在氧化壓力之下逐漸毀壞或老化。這是生命正常的表現，在大自然中處處可見，包括身體把食物和氧氣轉化為卡路里（能量）的過程。然而，如果氧化壓力過大，發炎失控，就可能致命。雖然氧有氧氣的意思，但這裡的氧是指氧原子（O），而非氧分子或我們呼吸的氧氣（O_2）。

我再解釋一下氧化過程。大多數的人應該都聽過自由基，自由基就是帶有奇數電子的分子或離子。一般而言，電子都是成雙成對，由於自由基的電子不成對，就會從別的分子搶走電子，和自己的電子湊成對，被搶走電子的分子就會變成不穩定的自由基，再去搶別的分子的電子。身體受到壓力、遭到汙染、有化學物質入侵、吃進有毒的東西，或在陽光（紫外線）曝曬之下，都會產生自由基。

這種氧化過程是連鎖反應，會使更多的自由基生成，激發發炎反應。氧化的組織和細胞將變得不正常，你也會變得容易生病。這可解釋何以體內組織氧化程度高的人比較容易發炎，進而出現各種疾病和症狀，輕者如容易受到感染，乃至關節疼痛、消化失調、焦慮、頭痛、憂鬱、過敏等。

你或許已經想到：如果減少氧化作用，降低發炎反應，是不是有助於克制氧化？沒錯，這也就是抗氧化物扮演的關鍵角色。有些營養素，如維生素A、C、E，都可把電子送給自由基，阻斷自由基的連鎖反應，避免身體組織受到傷害。自古以來，含有豐富抗氧化物的植物、莓果、核果已是人類膳食的一部分，但今天的食品業在製造過程中，往往去除很多有益身體健康和代謝的營養物質。

我將在後面的章節告訴各位，如何用自然的方式減少自由基，進而減少發炎、保護大腦。早在兩千多年之前，醫學文獻已有記載，可利用薑黃這種天然物質對抗發炎。然而，直到近十年，我們才了解這種複雜的生化反應。

另一個做法是啟動體內的特殊基因，製造可以解毒的酵素等化學物質。你或許會納悶，我們體內可有這樣的基因？我們總以為進入工業時代之後，我們才真正接觸到有毒的化學物質。其實，打從地球出現生命，人類以及所有生物就已接觸到各種毒素。除了存在於自然環境中的毒素，如鉛、砷、鋁等，我們的身體也會在正常的代謝過程中產生毒素，身上的解毒基因已為我們效勞多時。我們現在才開始了解，可在商店買到的天然物質（如薑黃）和omega-3脂肪酸（如DHA），如何幫我們清除體內的毒素，強化解毒基因表現。

我們吃下的食物不只能改變基因表現，也能助我們對抗發炎。我將告訴你，最新研究顯示，運動和睡眠對基因也有重要的調節功能（就像遙控器）。更重要的是，你將得知如何長出新的腦細胞。神經的再生，也就是腦細胞的生成，其實是你可以掌握的。

殘酷的諷刺：降血脂藥司他汀

飲食與運動可以增進身體對付發炎的能力，那藥物呢？藥物可說是下下策。說來諷刺，降血脂藥卻是醫師最常開給病人的處方（如Lipitor〔立普妥〕、Crestor〔冠脂妥〕、Zocor〔素果〕），甚至被譽為對抗發炎的良藥。但最近的研究顯示，**降血脂藥可能損害大腦功能，增加罹患心臟疾病的風險**。理由很簡單：大腦需要膽固醇。

我不得不再強調一次，使各位得以牢牢記住。膽固醇對神經元而言是重要的營養物質，是細胞膜生成的關鍵。膽固醇不但有抗氧化之功，而且是合成維生素D的前驅物，而維生素D又是有益大腦健康的重要營養物質。此外，膽固醇也是合成性荷爾蒙（如睪固酮與雌激素）的重要原料。最重要的是，神經元需要膽固醇做為燃料。

神經元本身無法生成膽固醇，需仰賴一種特別的蛋白質，從血流運送膽固醇過來。這種做為載體的蛋白質就是LDL（low-density lipoprotein），也就是低密度脂蛋白。儘管LDL向來被稱為「壞的膽固醇」，事實上LDL並非膽固醇分子，更沒有作惡。LDL在腦部扮演的角色，就是把膽固醇運送到神經元，讓神經元得以發揮重要功能。

現在，已有很多研究報告證實，如果膽固醇太低，大腦將無法好好運作。膽固醇低下者，也比較容易罹患失智症或其他神經病症。我們必須改變對膽固醇的態度，也必須對LDL另眼相看：這兩者是我們的朋友，而非敵人。

然而，膽固醇不是會引發冠狀動脈疾病嗎？我將在第三章剖析這點。現在，你只要記住，膽固醇是好東西。很快，你就會知道我們找錯目標了。我們真不該怪罪膽固醇和LDL。其實，冠狀動脈疾病和LDL的氧化比較有關連。問題是，LDL是如何遭到破壞，不再能夠把膽固醇運送到腦部？最常見的就是被葡萄糖改變。糖分子會依附在LDL上，改變LDL的形狀，LDL因此變成無用之物，致使自由基增加。

如果我說的超越你理解的速度，請勿驚恐。在下面的章節，我將握著你的手，帶你了解發生在我們體內的事件。我雖然在本章提到很多論點，但都只是點到為止。這一章就像序曲，我還會在後續章節深入探討。

在此，我希望你先想想下面的問題：低脂、高碳水化合物的飲食加上水果，是否會讓大腦更快衰退？儘管我們的身體會受到遺傳的影響，是否能透過生活習慣的改變，扭轉大腦的悲慘命運？藥廠是否被利益蒙蔽，掩飾我們可能不需依賴藥物的事實，不願意我們知曉很多疾病（如注意力不足過動症、憂鬱症、焦慮症、失眠、自閉症、妥瑞氏症、頭痛、阿茲海默症等）是可透過自然的方式預防、治療，甚至治癒？這三個問題的答案都是「是」。我也將進一步建議你如何預防心臟病和糖尿病。目前，這些疾病的治療都只是針對症狀，而不是從根本去解決。這麼做不但無濟於事，而且不能長久。如果我們希望人類能更長壽，活到一百歲以上，可以向史前時代的祖先自誇，我們真的必須有所改變。

本章的目的是解釋發炎的過程，帶領你用新的角度思考你的大腦和身體。我們總認為太陽每天早晨從東方升起、黃昏往西方落下是理所當然。如果我告訴你，太陽根本不會移動，繞著太陽打轉的其實是我們？我想，你已經知道這個事實，用這個比喻是想破除你的成見。每次我在演講之後，總有聽眾來到我面前，謝謝我幫助他們跳脫框架思考。在我看來，跳脫框架思考對這個世界並沒有任何幫助；我的任務在於使這些新觀念被納入框架當中，成為文化和生活方式的一部分。如此一來，我們才能突破現代疾病的困境。

從大腦健康到全身健康

為了健健康康活下去，我們需要脂肪。這是人類演化的結果，也是事實。我們目前吃下過多的碳水化合物，使身體和大腦陷入寧靜的風暴。我不只是指我們吃了太多精製食物，免不了要去診所或醫院報到。我很喜歡引用戴維斯醫師（William Davis）在《小麥完全真相》（*Wheat Belly*）這本重要著作中提到的：[17]

> 不論有機雜糧麵包或是奶油夾心蛋糕，你可知你吃下的到底是什麼？我們都知道奶油夾心蛋糕是加工零食，有機雜糧麵包才有益健康，不僅含有纖維、維生素B，還有豐富的「複合式」碳水化合物。
>
> 但是，事情總是沒我們想的那麼簡單。讓我們追根究柢，看看這些穀物到底是由什麼構成的。且不論其形狀、顏色、纖維含量、有機與否，這些穀物實在害人不淺。

戴維斯醫師對現代穀物與肥胖問題的剖析十分精采，不過本書將跳過這樣的論述，切入一個我們以前不曾想像過的主題，也就是穀物如何傷害我們的大腦。

第二章

小心黏黏的麩質蛋白質

穀物在腦部發炎反應扮演的角色（你該擔心的不只是你的大肚腩）

告訴我你吃什麼，我就可以跟你說，你是什麼樣的人。

——法國美食家布里亞—薩瓦蘭（Anthelme Brillat-Savarin，一七五五—一八二六）

幾乎每一個人都有頭痛欲裂的經驗，也知道嚴重鼻塞的痛苦。通常出現這些症狀的時候，我們都能猜到是什麼原因造成的，例如在電腦前坐了一整天而出現緊張性頭痛，或者吞口水喉嚨會痛和鼻塞，是因為感冒。為了減輕症狀，我們常會服用藥房販售的感冒藥，直到身體恢復健康。如果症狀一直未能消除，你又找不到原因，該怎麼辦？如果你就像我治療過的很多病人，經年累月與疼痛纏鬥，像是在打一場沒有終點的戰爭，你又會如何面對？

馥蘭就是一個例子。就她記憶所及，從小她就常頭痛。在某個和煦的一月天，我為她診治。她已六十三歲，每天都得忍受偏頭痛來襲的折磨。當然，她吃過各種頭痛藥，包括對抗偏頭痛的強效藥劑Imitrex（又名「舒馬普坦」〔sumatriptan〕），一個禮拜總要吃好幾回。我翻看她的病歷資料，發現她在二十歲出頭因「嚴重腹部不適」，曾接受「腹部探查術」。為了診斷，我也為她檢驗是否有麩質敏感的問題。果然如我所料，她有八項指標都嚴重超標。我建議她採無麩質飲食。

四個月後，我收到馥蘭的來信。她說：「自從我完全不吃含麩質的東西，我那幾乎每天都會發作的偏頭痛就好多了……我發現身體有兩大改變：以前到了晚上，我的頭常會發燙，然後就開始偏頭痛，現在已不會這樣；另外，我覺得精神和體力都變好了，可以做很多事，不再像去您那兒就診之前，被病痛折磨得一事無成。」她最後說：「醫師，再次謝謝您。多年來，我為偏頭痛所苦，現在似乎知道怎麼解決這個難纏的毛病了。」可惜她無法要回被病痛奪走的那些歲月，但她至少還有免受疼痛折磨的未來。

另一個來找我診治的女病人，症狀雖和馥蘭完全不同，但一樣多年來過著苦不堪言的生活。她名叫蘿倫，才三十歲，但她在初診之時就直截了當告訴我，她有「精神問題」，接著敘述過去十二年的病史。她說，這些年來，她的健康狀況直下。她很小就失去母親和祖母，上大學之前數次因為「躁症」住院治療。在狂躁之時，她很愛說話，嘴巴就是停不下來，覺得自己很了不起。她還會暴飲暴食，變得肥胖，接著又陷入嚴重憂鬱，想要自殺。她曾以鋰鹽治療躁鬱症。她有精神疾病的家族病史：她姊姊有精神分裂症，父親也一樣有躁鬱症。其實，除了精神疾病，蘿倫的身體健康看來沒什麼問題。她沒有胃腸疾病、沒有食物過敏的問題，也沒有任何麩質敏感的典型症狀。

但我還是請她接受麩質敏感檢驗。結果發現，她有六項重要指標超標，有幾項甚至超出正常值兩倍多。她力行無麩質飲食兩個月後，寫了封信告訴我結果：

> 不再吃任何含麩質的食物之後，我的人生有了一百八十度的轉變。首先是我的心境。我吃下麩質食物之後，常陷入沮喪，憂鬱就像是我頭上那朵無法消散的烏雲。不吃含麩質的東西之後，我的心情變好了。我如果不慎吃到含麩質的食物，第二天就會心情低落。現在，我比較有精神，專注的時間也變長了，我的思考變得敏銳，能自信、合理地做出決斷。這是以前的我做不到

的。我也擺脫了種種強迫症的行為。

讓我再舉一個具有代表性的例子，儘管症狀完全不同，卻是源於同一個禍首。柯特二十三歲那年在母親的陪同下踏入我的診間。他的母親說，在半年前，柯特開始出現異常動作，「看起來像是在發抖」。起初，他只是微微抖動，但之後抖得愈來愈厲害。他看過兩位神經科醫師，但這兩位的診斷不同：一位說是「原發性顫抖症」，另一位則說是「肌張力不全」。醫師建議他使用最常用來治療顫抖症的藥物 propranolol（普萘洛爾，此藥也是常見的降壓藥），也提到他可在手臂和脖子注射肉毒桿菌 Botox，以暫時麻痺痙攣的肌肉。對這兩種療法，柯特和他的母親都興趣缺缺。

柯科病歷紀錄中有兩點特別引起我的注意。一是他曾在小學四年級時，經醫師診斷有學習障礙的問題。他母親也提到，「他無法應付過度刺激。」另一是，多年來，他一直有胃痛的困擾，常拉肚子，也去腸胃科檢查過是否有乳糜瀉的問題。結果沒有。

我幫柯特檢查之時，發現他的顫抖非常明顯，已無法控制手臂和脖子的抖動，看起來很痛苦。他已接受幾種疾病的篩檢，像是亨丁頓舞蹈症這種遺傳病症，或是與銅代謝有關的威爾森氏症，這些疾病都會引發動作障礙。檢驗結果顯示，他沒得到這些疾病。然而，他的麩質過敏血液檢驗倒是出現異常，他的確對幾種食物的蛋白質過敏。我向柯特和他的母親解釋，為了排除麩質過敏這個因素，他必須吃不含麩質的食物，以確定他的動作障礙不是麩質造成，同時我也告訴他們該怎麼吃。

幾個禮拜後，柯特的母親打電話給我，說柯特不再像以前抖得那麼厲害了。因為病情大有改善，他決定繼續吃無麩質食物。再過半年左右，柯特的異常動作就完全消失了。這個年輕人的轉變實在令人驚異。實在想不到，只是改變飲食，他就宛如重生。

醫學文獻現在才開始有動作障礙與麩質過敏相關的研究報告。像我這樣的醫師現在才知道，只要讓一些病人吃無麩質飲食，就可以治好他們的動作障礙。遺憾的是，大多數醫師既不認為飲食可解決這類動作障礙症，也不去看最新研究報告。

這些案例並非特例。這樣的病人，我看過太多了。他們來找我診治之時，症狀各不相同，但他們都有同一個特點，也就是對麩質過敏。我因此相信麩質是現代的毒物，像我這樣的醫師因此對這種物質提高警覺，更進一步追查麩質與腦部疾病的關連。好消息是，至少我們知道這是可以治療的，只要嚴禁含有麩質的食物，很多疾病都有治癒的曙光。

如果你走進任何一家健康食物專賣店或是尋常的雜貨店，將會發現近幾年來貨架上標示「無麩質」的食品愈來愈多了。無麩質食品非常暢銷：光是在二〇一一年就締造六十三・三億美元的營業額。[1]現在很多人已選擇無麩質食物，把含麩質的東西，從早餐麥片到沙拉醬汁，一律列為黑名單。為何會出現這樣的風潮？

媒體的關注與報導是一大主因。二〇一一年《雅虎體育報》（*Yahoo! Sports*）出現這樣的新聞：「網球名將諾瓦克・喬科維奇（**Novak Djokovic**）連連得勝的祕訣就是無麩質飲食？」這篇文章甚至說：「一個簡單的過敏檢驗，促成網球史上最光輝燦爛的表現。」[2]

也許這只是一個運動員對自身飲食的頓悟。科學界對麩質過敏可有什麼表示？何謂「麩質過敏」？麩質過敏與乳糜瀉有何不同？麩質到底有什麼壞處？麩質不是早就是我們生活的一部分？我說的「現代穀物」究竟是什麼？且讓我帶你去瞧瞧麩質的廬山真面目。

麩質中的黏性

麩質的英文是「gluten」，在拉丁文中這個字意指「黏膠」，因此麩質是一種有黏性的蛋白質，可把麵粉黏在一起，做成麵包、餅乾、烘焙產品、披薩麵團等。如果你做了鬆餅、麵包捲或揉了披薩麵團，在送進烤箱之前可咬一口試試看，就知道這麵團是有黏性的。大多數麵包製品之所以香軟、有嚼勁，都是因為麩質。麵團加了酵母會「發」，麩質扮演重要角色。你把麵粉加水，用手搓揉成團之後，再拿到水龍頭下面沖水，沖掉澱粉和纖維，剩下的就是一團不溶於水、黏黏的蛋白質。

美國人吃下的麩質大都來自小麥，但除此之外，很多穀物都含有麩質，包括裸麥、大麥、斯佩爾特小麥（spelt）、卡姆小麥（kamut）、布格小麥（bulgar）等。麩質是最普遍的食物黏著劑，但不只用在食品加工，也是個人美容保養品的原料。麩質是穩定的介質，可讓乳酪好塗抹，使乳瑪琳（又稱植物性奶油或起酥油）保持香滑口感，也可使醬料或肉汁避免凝結。濃稠的護髮霜和睫毛膏，也需使用麩質。但這種東西就像任何可能引發過敏的蛋白質一樣，會讓身體過敏發炎。接著，我們再來仔細討論這個問題。

麩質不是單一的分子，而是由兩種蛋白質組合而成，亦即**麥穀蛋白（glutenin）**與**麥膠蛋白（gliadin）**。麥膠蛋白又可再細分成十二種不同的蛋白質。對麩質過敏者可能是對麥穀蛋白、麥膠蛋白，或麥膠蛋白所含的任何一種蛋白質過敏，因而引起發炎反應。

我跟病人討論麩質過敏的問題，他們常有這樣的反應：「噢，我已經檢驗過，沒有乳糜瀉的問題！」我得再次解釋，乳糜瀉和麩質過敏有很大的差異，不可一概而論。

乳糜瀉又稱麩質不耐症，是最嚴重的一種麩質過敏。乳糜瀉雖也是麩質造成的過敏反應，但受到損害的部位主要是在小腸絨毛。雖然很多專家估算，每兩百個人有一人得乳糜瀉，但這樣估計可能過於保守。由於很多病人並未被診斷出來，實際上可能每三十人就有一人得乳糜瀉；光是帶有乳糜瀉基因者，可能每四人就有一人。祖先來自歐洲北部者特別容易罹患此症。此外，很多人身上都有帶有麩質不耐症的基因，只是症狀比較輕微，因此具有種種不同程度的麩質過敏。然而，乳糜瀉病人不只小腸受害，一旦他們的乳糜瀉基因受到驅動，麩質引發的過敏也會使他們的皮膚和身體黏膜受到影響，嘴巴也容易長皰疹。[3] 麩質過敏者小腸不一定會受害，但身體其他器官還是可能遭殃，例如大腦。

我們可把對食物過敏視為免疫系統發動的一種反應。如果身體缺乏消化某種食物的酵素，就會出現這種反應。以麩質為例，麩質的「黏性」會使營養物質難以被分解、吸收。食物無法消化完全，就會成為黏答答的東西殘留在消化道中。這時，免疫系統就會開始運作，最後使小腸絨毛受到波及。這也就是為何麩質過敏者會出現胃痛、噁心、腹瀉、便祕等胃腸不適的症狀。儘管有人沒有明顯的胃腸毛病，但身體其他部位可能已遭受侵害，如神經系統。

如果食物入口之後，身體出現異常反應，為了控制損害，身體就會發送發炎訊號分子，將那些食物分子標示為敵人。這時，免疫系統就會釋放發炎化學物質，其中之一就是殺手細胞，以清除敵人。這雖是自我保護機制，但也會使體內組織連帶受到破壞，如小腸壁，引發所謂的「腸漏症」。如果你有腸漏症，以後你就更容易對食物過敏。發炎反應的「六親不認」，也會使你容易罹患自體免疫疾病。[4]

你現在已經知道，很多腦部疾病都是發炎造成的。這是身體免疫系統對入侵物質的反應。在過敏的時候，免疫系統的抗體會和蛋白質或抗原接觸，引發一連串的發炎反應，釋放細胞激素，活化巨噬細胞。如果是麩質引發的過敏反應，抗體會與麩質中的麥膠蛋白結合，因而出現對付麥膠蛋白的抗體，某一型免疫細胞的基因就會被啟動。這些基因一旦啟動，在這過程中分泌的細胞激素也會攻擊大腦，破壞大腦組織，使大腦功能失調、致病——特別是這樣的攻擊接連不斷之時。

對付麥膠蛋白的抗體還有另一個問題，也就是會直接與腦部的某些蛋白質結合，使之看起來就像含麩質食物中的麥膠蛋白，讓我們的抗體無法分辨，使體內生成更多的細胞激素。早在幾十年前，研究人員已發現這點。[5]

無怪乎罹患阿茲海默症、帕金森氏症、多發性硬化症和自閉症的病人體內，都含有高濃度的細胞激素[6]（甚至已有研究人員指出，有些被誤診得了漸凍症的病人，其實只是對麩質過敏，只要去除食物中的麩質，症狀就會消失）[7]。英國皇家哈勒姆郡醫院教授哈吉瓦西留（Marios Hadjivassiliou），是麩質過敏與大腦領域最令人尊重的研究人員，一九九六年他曾在《刺絡針》（*Lancet*）發表一篇報告，文中論道：「就目前的研究結果看來，罹患神經疾病但原因不明者，很多都有麩質過敏的問題。因此，麩質過敏可能是神經病症的成因。」[8]

像我這樣的醫師，每天都得與「原因不明」的腦部疾病交手，深覺哈吉瓦西留醫師所言一針見血。畢竟對麩質過敏的人當中，每一百個人有九十九個都不知道自己有這樣的問題。哈吉瓦西留醫師又說：「麩質過敏有時只會導致神經系統出現病變。」換言之，麩質過敏者或許會出現腦部功能障礙，但消化系統完全不受影響。因此，哈吉瓦西留醫師凡是碰到得了神經病症的病人，如原因不明，一律幫他們檢驗是否有麩質過敏的問題。哈吉瓦西留醫師及其研究同仁二〇〇二年在《神經學、神經外科學與精神醫學期刊》（*Journal of Neurology, Neurosurgery, and Psychiatry*）裡一篇題為〈麩質過敏也是一種神經疾病〉的社論，提到的一段話令我激賞不已：

> 某種常見的食物蛋白質早在一萬年前就已出現在人類社會，但人類直到二千年前才知道，這種蛋白質不只會引發胃腸疾病，也會使皮膚和神經系統受到損害。此即麩質過敏。而一個人即使麩質過敏，消化道可能平安無事，但還是會引發各種神經病變。因此，神經科醫師必須熟悉此症的症狀與診斷。[9]

此外，這篇文章在結論提綱挈領地介紹最新研究發現，呼應作者群在之前的報告所言：「麩質過敏應該被定義為帶因者的免疫過度反應。這樣的反應不只會發生在腸道，只把麩質過敏視為一種小腸病症，可說是過去的一大誤解。」

歷史上的乳糜瀉

有關麩質過敏與神經病症的關係，相關醫學文獻很少，然而可以找到的史料可追溯到好幾千年之前，那時我們所用的字彙還沒有「麩質」。儘管證據不少，但直到二十一世紀，才有研究人員詳細記載，讓我們最終得以辨識乳糜瀉和神經病症的關連。乳糜瀉是最嚴重的一種麩質過敏反應，而神經病症則可能人人都逃不過，包括沒得乳糜瀉的人。我們可從乳糜瀉的研究近觀麩質真正的危險。其實，麩質危害人類健康已久，只是長久以來，我們都不知不覺。

乳糜瀉似乎像是一種「新疾病」，但這種症狀的最初描述可見於公元一世紀的醫書。當時的希臘名醫阿瑞帝亞斯（Aretaeus of Cappadocia）撰寫的醫學教科書，除了論及癲癇、頭痛、暈眩與癱瘓等神經異常疾病，也曾提到乳糜瀉。此字的原文「celiac」，源於希臘文，意指「腹部」。阿瑞帝亞斯在描述這種疾病時論道：「病人消化困難，飽受腹瀉之苦……此症是一種慢性病，會使病人身體虛弱。」[10]

到了十九世紀，英文開始出現「sprue」一字，源於荷蘭文的「sprouw」，意思是長期腹瀉──也就是乳糜瀉最典型的症狀。第一個建議用飲食療法治療乳糜瀉的人，是英國小兒科醫師紀伊（Samuel J. Gee）。一八八七年，紀伊以兒童乳糜瀉為題，在倫敦醫院演講。他提到：「如果病人可以痊癒，必然是透過飲食。」

但那時，還不知道哪一種食物成分會造成乳糜瀉，因此醫師建議的飲食療法就像亂槍打鳥。像紀伊醫師就要病人別吃蔬菜和水果，只能吃一點土司。他發現有些病童每天吃一桶一公升的上等荷蘭淡菜，腹瀉的症狀就消失了，讓他大為驚異，但到了淡菜的季節結束後，則又復發（或許病童又開始吃土司）。

在美國，討論乳糜瀉的文章最先出現在一九〇八年，源於赫特醫師（Christian Herter）出版的一本有關兒童乳糜瀉的專書。他在書中稱此症為「小兒腸症」（intestinal infantilism）。赫特在書中論道，這樣的病童身體虛弱瘦小（先前，其他醫師已注意到這點），但他還特別提到一點，也就是病童對脂肪的耐受力要比碳水化合物來得好。一九二四年，美國小兒科醫師哈斯（Sidney V. Haas）在報告中說，吃香蕉對乳糜瀉的病童有幫助（顯然，並非香蕉本身有助於緩解乳糜瀉的症狀，而是香蕉不含麩質）。

儘管我們難以想像乳糜瀉的香蕉療法到底撐了多久，但在真正的成因證實之前，的確常有人用香蕉來治療乳糜瀉。二十年後，到了一九四〇年代，荷蘭小兒科醫師狄克（Willem Karel Dicke）認為麵粉和乳糜瀉大有關連。那時，已有很多人懷疑碳水化合物可能是罪魁禍首，但還是必須直接觀察到兩者的因果關係，才能確認。到底是何時觀察到的？一九四四年，荷蘭鬧饑荒，麵包和麵粉都短缺，狄克醫師注意到乳糜瀉病童的死亡率大幅下降——竟然從三五％以上，降到幾乎等於零。狄克醫師還發現，一旦小麥的供應正常，死亡率又躍升了，和從前不相上下。一九五二年，來自英國伯明罕的醫師團隊以及狄克醫師，終於從接受外科手術的病人小腸絨毛標本裡，確立小麥蛋白質的消化與乳糜瀉的關連。五、六〇年代的小腸病理切片研究，更證實胃腸是乳糜瀉的攻擊目標（其實，醫學史家一直在辯論狄克早先在荷蘭的觀察是否完全正確，而且懷疑乳糜瀉的成因不只是小麥）。

所以，我們直到何時才知道乳糜瀉與神經病症的關連？可能大多數的人都想不到，早在一百多年前，已有第一筆的資料，只不過並非正式研究報告。二十世紀開始，就有醫師詳細記錄乳糜瀉病人出現的神經疾病，只不過早先大抵認為這是消化道組織受損，營養吸收困難造成的；換言之，醫師並不認為某一種食物的成分會對神經系統造成破壞，只以為乳糜瀉病人神經系統和認知能力受損，都是營養缺乏造成的。他們還不能掌握發炎扮演的角色。儘管早在一九三七年，《內科醫學檔案》刊登了梅約醫學中心（Mayo Clinic）醫師發表的乳糜瀉病人神經損害研究報告，但此研究仍未能正確描述病發的一切過程。研究人員認為消化道無法好好消化、吸收營養物質，因此造成「電解質流失」，大腦因而受到波及。[11]

如果要真正了解麩質過敏與腦部受損的關連，我們的科技還得有更進一步的突破，更別提了解發炎的路徑。直到最近，我們才有全新的觀點。這樣的改變甚至成了新聞。二〇〇六年，梅約醫學中心在《神經學檔案》就乳糜瀉與認知能力受損發表新的研究報告，他們這次的結論終於令人耳目一新：「認知能力受損與乳糜瀉可能有所關連，讓我們終於了解，何以乳糜瀉的病人較常出現運動失調症與周邊神經病變。」[12] 罹患運動失調症的病人無法控制隨意肌，難以保持平衡，通常源於腦部功能障礙；而周邊神經病變則是指中樞神經（腦和脊髓）以外的神經受損，因而出現麻痺、虛弱或疼痛等症狀。

這項特別的研究是以十三個在兩年內出現乳糜瀉症狀者為研究對象，且其認知能力已有明顯的退化（這些病人求診的原因大都是因腦部功能損害，因而出現健忘、意識混亂，或個性改變等症狀。醫師已藉由小腸病理切片，確認所有的病人都得了乳糜瀉。認知能力退化如果是非乳糜瀉造成的病例，則已被排除在外）。研究人員發現，病人的認知能力退化不是營養不良造成的。此外，病人都不算非常年老，還沒到得失智症的年紀（他們出現認知能力受損的年齡範圍，從四十五歲到七十九歲都有，平均是六十四歲）。媒體引用其中一位研究人員的說法，也就是梅約醫學中心的腸胃科醫師莫瑞（Joseph Murray）。他說：「儘管有關乳糜瀉與神經病症的關連，如周邊神經病變……或平衡問題，先前已有不少報告。我實在沒想到，有那麼多乳糜瀉的病人都有認知能力退化的問題。」

莫瑞又說，看來這不是湊巧。如果純粹以發生機率來看乳糜瀉與認知能力退化，在乳糜瀉發病兩年內又出現認知障礙的情況，應該很少。或許這項研究最教人驚異的是，有幾個病人完全去除飲食中的麩質之後，認知能力「大有改善」。由於這些病人的心智狀況變好了或趨於穩定，研究人員認為他們或許已發現認知能力修復之道。這真是一大發現。不管是什麼型態的失智症，一般而言都是不可逆轉、難以治療。梅約研究人員的發現，讓我們重新燃起希望：也許失智症不是條不歸路，可藉由飲食改變獲得改善。有人問道，乳糜瀉與腦部疾病究竟是如何產生關連的？莫瑞答道，引起發炎反應的細胞激素，就是腦部病變的關鍵。

有關這項研究，還有一點值得一提：研究人員為病人掃描腦部，發現腦中白質有可見的變化，這樣的變化很容易與多發性硬化症或小中風混淆。這也就是為何其他醫師轉介多發性硬化症病人給我時，我總會先檢驗病人是否有麩質過敏的問題。如果真是麩質過敏引起的變化，那算是幸運，病人只要去除飲食中的麩質，就可恢復健康。

從大處著眼

本章開頭提到一個本來經醫師診斷得了肌張力不全的年輕人。他無法控制肌肉，導致全身出現劇烈的痙攣、抖動，使他無法過正常的生活。儘管這可能是神經疾病或藥物引發的副作用，但我相信很多肌張力不全的病人和其他動作障礙症，都是麩質過敏造成的。我有一些病人留心不吃含有麩質的食物之後，顫抖和抽搐的症狀就消失了。其他像前述的動作失調症、肌陣攣（myoclonus），或是有些癲癇類型，常被誤診為原因不明的神經病症，其實元凶都是麩質過敏。我曾看過幾個癲癇病人，他們每天都得靠服藥來控制病情，也曾考慮接受風險很大的手術，但只是改變飲食，完全去除麩質食物，之後就不再發病了。

哈吉瓦西留醫師曾幫為頭痛所苦的病人做腦部掃描，發現麩質敏感會使腦部出現明顯異常。即使非醫學專業人士，也能一眼看出這樣的異常。八四頁圖就是一例。

十幾年來，哈吉瓦西留不斷提出報告，表示麩質過敏的病人若採無麩質飲食，就可完全解決令人頭痛的問題。二〇一〇年，他在《刺絡針神經學》發表的一篇文獻回顧大聲疾呼，希望我們能改變對麩質過敏的看法。[13] 由於我們很難看出麩質過敏和大腦功能失調的關連，哈吉瓦西留醫師及其同事不得不努力把這樣的訊息傳遞出去。我同意他的見解。哈吉瓦西留醫師的記錄與發現都是無可否認的事實。

正如先前所述，有關乳糜瀉最重要的一點就是，不只是消化系統會受到影響。我要強調的是，麩質過敏必然會使腦部受到損害。我的同事神經科醫師佛吉丹尼（Aristo Vojdani）已發表多篇有關麩質過敏的報告。他曾說，西方人麩質過敏的發生率可能高達三〇%。[14]由於大多數對麩質過敏的人，尚未察覺自己有這樣的問題，因此麩質過敏的盛行率，可能比二十年前要多二十倍以上。紐西蘭兒童腸胃病與過敏診所的福特醫

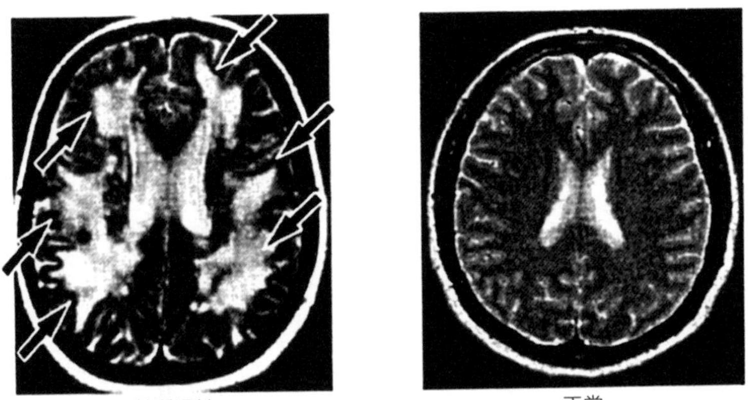

麩質過敏　　　　正常

左圖腦部MRI造影顯示，白質的部分出現很大的變化（箭頭處），這是麩質過敏和頭痛引起的。右圖則是正常腦部。

師（Rodney Ford）曾在二〇〇九年發表一篇文章，標題寫得很好，就叫〈麩質症候群：一種神經病症〉。[15] 他論道：「麩質會干擾我們的神經系統……不管病人是否有乳糜瀉的問題，麩質還是會造成神經方面的損害。」他更指出：「神經系統就是麩質破壞的主要目標。」最後，他大膽斷言：「麩質會對神經系統造成很大的危害，估計每十人就有一人是麩質的受害者，對個人健康衝擊甚大。全人類都該好好了解麩質症候群，提防麩質的傷害。」

儘管你不像乳糜瀉的病人，會對麩質出現如此嚴重的過敏症狀，然而，從神經學的觀點來看，我們都可能對麩質過敏，在此，我不得不提出大量的資料來說服你。即使你的神經系統和大腦已遭麩質破壞，但你可能還不知不覺。請記住：很多病症都是發炎反應造成的。如果某種東西進入我們體內，觸動發炎反應，就會造成各種問題，危害我們的健康，輕者如頭痛或腦袋混沌，嚴重的話就可能罹患憂鬱症或阿茲海默症。我們現在已知很多謎樣的腦部疾病，都源於麩質作祟，如精神分裂症、癲癇、憂鬱症、躁鬱症、自閉症或注意力不足過動症。

我們會在本書後面的章節詳述這些問題。現在，我希望你能知道問題的嚴重性，深刻了解麩質不只會危害正常的大腦，更會使已出現異常的腦部陷入險境。我們必須記住，每個人身上的基因型和表現型（基因外在表現特徵）都是獨一無二的。如果發炎失控，出現在我身上的，可能是肥胖和心臟疾病，然而在你身上，就可能變成自體免疫疾病。

由於乳糜瀉是麩質過敏的極端病例，我們可從相關的醫學研究文獻，找到不少線索，以深入了解這種疾病。例如，已有多項研究指出，乳糜瀉病人體內會出現大量的自由基，致使體內的脂肪、蛋白質遭到破壞，甚至連DNA也受到波及。[16]此外，病人的免疫系統也會受到麩質的影響，失去製造抗氧化物的能力。例如，腦部重要的抗氧化物穀胱甘肽（glutathione），以及血液中的維生素E、視黃醇（維生素A1）和維生素等，都會變少。一旦變少，體內的自由基就很容易失控。麩質會使我們的免疫系統失靈，無法執行防禦任務。我擔心的問題是，如果麩質連我們的免疫系統都能制伏，還會造成哪些更大的危害？

研究顯示，免疫系統碰上麩質，體內的訊號分子會變得活化，產生COX-2酵素，進一步導致發炎化學物質的生成。[17]像Celebrex（希樂葆）、ibuprofen或阿司匹靈這樣的藥物，都能有效阻止COX-2酵素的作用，因此能對抗發炎。乳糜症病人身上還有一種發炎分子的濃度也很高，也就是腫瘤壞死因子-α（TNF alpha）。這種細胞激素濃度升高，也是阿茲海默症等神經退化疾病的重要特徵。我們必須記住的一點是：**不管是否出現乳糜瀉的症狀，麩質過敏都會促進細胞激素的生**

成，致使體內出現發炎反應，最後造成神經退化疾病。更有甚者，大腦要比任何器官更容易因為這種發炎反應而受到損害。

儘管大腦是我們身上最活躍的一個器官，卻沒有萬無一失的保護因子。就算有血腦障壁（blood-brain barrier），也就是血管和大腦之間有一種屏障，能阻止某些物質經由血液進入腦部，但仍難免有漏網之魚。很多物質還是會透過血液入侵大腦，引發不良效應（我將在本章後面的章節深入介紹這種發炎分子，以及如何利用食物對抗這些恐怖份子）。

我們現在該以新的標準來看待麩質過敏。麩質造成的問題，比任何人想像的都要嚴重，對社會的危害也超乎我們的預料。

現代食物中的麩質

如果麩質這麼危險，為什麼人類吃了這麼久還能存活下來？問題是，人類的祖先在一萬年前農業濫觴之初栽種、磨成粉的小麥，與我們今天吃的小麥，幾乎完全不同。自從十七世紀孟德爾用豌豆做雜交實驗，生成新的品種，世人就開始不斷利用不同的物種品系，生出新的穀物。儘管人類的基因組成和體質沒多大改變，但近五十年來，由於植物基因改造、品系雜交盛行，我們的食物鏈已出現急遽變化。由於現代食物生產科技發達，穀物內含的麩質要比幾十年前多上四十倍。[18]這麼做或許可使產量大增、口感更佳。但我們現在已知，含有豐富麩質的現代穀物，大有問題。

如果你在吃下貝果、司康、甜甜圈或可頌之後，突然覺得心滿意足，快樂得飄飄然，這並非你的想像。其實，很多人都有這樣的真實感受。自從一九七〇年代以來，我們已知麩質在胃中分解之後，會變成多胜肽，而多胜肽可突破血腦障壁。一旦多胜肽進入腦部，就會和腦中的嗎啡受體結合，讓人生出欣快感。嗎啡類的藥物，就是和同樣的受體結合，讓人覺得飄飄然，只是這種藥物很容易讓人上癮。

最先發現這點的科學家，是在國家衛生院任職的茹卓（Christine Zioudrou）以及其同事。他們將這種多胜肽命名為外啡肽，以別於身體自然產生的止痛物質內啡肽（或稱腦內啡）。[19]我們現在已知，像naloxone（那囉克松）和naltrexone（拿淬松）這類用以戒毒（如戒除海洛因、嗎啡和可待因酮）的鴉片拮抗劑，也有阻斷外啡肽之效。戴維斯在《小麥完全真相》曾描述過這種現象：「這就是小麥對你大腦的影響：小麥經過消化之後，會產生像嗎啡一樣的化合物，與腦中的鴉片受體結合，讓你有一種微微的欣快感。如這種效應被阻斷，或是吃下的東西不能產生外啡肽，有些人就會因為這種戒斷而覺得很不舒服。」[20]

看了上面解釋，大家應該很清楚，為何食品製造業者希望產品含有的麩質愈多愈好；也沒有人會驚訝，為何有這麼多人喜歡吃含有麩質的食物，到欲罷不能的地步，因此發炎、肥胖的問題才會如此普遍。

我們大都知道糖和酒精很吸引人，但是含有麩質的食物呢？全麥麵包和即溶麥片呢？麩質分解之後的物質，竟然會長驅直入我們的大腦，讓人快樂，使人上癮，真是不可思議到令人毛骨悚然的地步。因此，我們必須顛覆以往的認知，注意哪一類的食物會影響我們的情緒。

每次我看到有人吃富含麩質的碳水化合物，總是心驚膽跳，就像看他們倒一杯汽油來喝。麩質可說是我們這一代的香菸。很少人知道麩質過敏的問題會這麼普遍，每一個人都可能因此受害，只是還不知不覺。麩質也會藏在你意想不到的地方，如調料味、佐料、雞尾酒、化妝品、護手霜、冰淇淋；麩質也會隱藏在湯裡、在甘味劑、在黃豆製品中。就連你的營養補充品，和你服用的廠牌藥中也有。現在，「無麩質」已和「有機」或「純天然」的標籤一樣浮濫。

過去二百六十萬年來，我們的祖先吃的大抵是野味、當季盛產的植物和蔬菜，偶爾也會吃莓果。正如我們在前一章所見，今天，大多數的人都是以穀物和碳水化合物為主食——很多都含有麩質。就算先不考慮麩質這個因素，我得指出，穀物和碳水化合物會使血糖上升，因此對健康有害，然而吃肉類、魚、家禽和蔬菜，則沒有這樣的問題。

你應該還記得，血糖高會使身體分泌更多的胰島素，才能把糖輸送到細胞。但胰島素愈多，細胞對胰島素訊號的反應會變得更遲鈍。也就是說，細胞就像重聽一樣，聽不到胰島素傳來的訊息，發送訊息的胰臟只好提高音量，也就是增加胰島素的分泌。如此，就會形成惡性循環，為了降低血糖，胰臟不得不過勞，以維持血糖正常。這時，儘管血糖正常，胰島素的濃度其實已經攀升。

細胞無法接受胰島素訊號的情況，正是所謂的「胰島素阻抗」。如果持續惡化，胰臟即使已盡全力分泌胰島素，還是不足。細胞就像聾了，無法對胰島素訊號做出反應，只能放任血糖高升，造成第二型糖尿病。這時，由於身體系統已無能為力，只能憑藉外力（如降血糖藥物）來使血糖保持平衡。然而，你可別忘了，即使你沒有糖尿病，並不代表你的血糖正常。可能你的血糖早已偏高，只是勉強及格。

我常在醫學研討會上發表專題演講。我最喜歡用的一張幻燈片是張照片，上面有四種常見的食物：（一）一片全麥土司；（二）一條士力架巧克力；（三）一茶匙白糖，以及（四）一根香蕉。我請與會的醫師猜猜哪一種食物使血糖上升最快，也就是哪一種的升糖指數（GI值，glycemic index）最高。升糖指數主要是指食物吃進去後，血糖升高相對於吃進葡萄糖時的比例。葡萄糖是最容易使血糖快速升高的成分，GI值為一〇〇，如完全不會使血糖升高的食物，GI值則為〇。通常，每十個人有九個人的答案是錯的。GI值最高的不是白糖（GI = 68），也不是巧克力（GI = 55），也不是香蕉（GI = 54），而是全麥土司（GI = 71）！全麥土司的GI值其實和白土司差不多，因此吃全麥土司並沒有比吃白土司來得健康。

早在三十多年前，我們已經知道小麥類食物使血糖上升的幅度，要比白糖來得高，只是我們都覺得這是不可能的。在我們的直覺中，全麥食物是有益健康的。事實剛好相反：很少食物像小麥類食物，會使血糖上升得那麼快。

我們必須注意，麩質過敏不只是吃下太多含麩質的基改食物，吃下過多的糖和會助長發炎反應的食物，也是一大成因。以環境中的毒素為例，不管我們自體免疫系統是否已發出警告，毒素都會改變我們的基因表現。而上述的成分——麩質、糖、助長發炎反應的食物——都會在我們的體內引發完美的風暴，尤其是大腦。

不管食物是否含有麩質，會釀成體內風暴的食物，都對健康有害。關於大腦健康，我們必須再提出另一個關鍵問題：**是否任何碳水化合物——包括「好的碳水化合物」——都會傷害我們的身體？**畢竟，上述有害身體的食物都源於碳水化合物，而碳水化合物與血糖、麩質過敏和發炎反應息息相關。

在下一章，我們就來看看碳水化合物為何是神經疾病的危險因子。此外，我們也常剝奪大腦的最愛，也就是脂肪。如果我們吃下太多的碳水化合物，脂肪攝取不足，對大腦的健康可謂雙重打擊。

麩質過敏的徵兆

要知道你是否對麩質過敏，最好的方式就是接受檢驗。然而，傳統的血液檢驗和小腸病理切片正確度，都不如可辨識麩質抗體的最新檢驗。下面列出的症狀與疾病，都與麩質過敏有關。即使你並沒有這些疾病，我也建議你接受最新麩質過敏檢驗。（見三九頁介紹的賽瑞克斯序列檢驗。）

- □ 注意力不足過動症
- □ 酒精中毒
- □ 漸凍症
- □ 焦慮症
- □ 運動失調症
- □ 自閉症
- □ 自體免疫疾病（糖尿病、橋本氏甲狀腺炎、類風濕性關節炎等）
- □ 骨骼疼痛、骨質缺乏症、骨質疏鬆症
- □ 腦筋混沌
- □ 癌症
- □ 胸痛
- □ 經常覺得身體不適
- □ 乳糖不耐症
- □ 生長遲緩

- □ 憂鬱症
- □ 消化障礙（脹氣、腹瀉、便祕、胃痙攣等）
- □ 心臟疾病
- □ 蕁麻疹／皮膚疹
- □ 不孕症
- □ 腸躁症
- □ 食物吸收不良
- □ 偏頭痛
- □ 流產
- □ 噁心／嘔吐
- □ 神經疾病（失智症、阿茲海默症、精神分裂症等）
- □ 帕金森氏症
- □ 痙攣／癲癇
- □ 糖癮

麩質紅綠燈

下列穀物或澱粉含有麩質：

- □大麥
- □布格小麥
- □北非粗麥粉（couscous）
- □穀粉（farina）
- □全麥麵粉（graham flour）
- □卡姆小麥
- □無酵餅（matzo）
- □裸麥
- □粗磨杜蘭麥粉（semolina）
- □斯佩爾特小麥
- □黑小麥（triticale）
- □小麥
- □麥芽

下列穀物或澱粉不含麩質：

- □莧米
- □葛粉
- □蕎麥
- □玉米
- □小米
- □馬鈴薯
- □藜麥
- □米
- □高粱
- □黃豆
- □木薯
- □苔麩（衣索比亞高原上獨特的原生穀類作物）

下列食物和飲料通常含有麩質：

- □ 焗豆（罐頭）
- □ 啤酒
- □ 藍黴乳酪
- □ 肉湯罐頭
- □ 裹麵包粉烹調的食物
- □ 早餐麥片
- □ 市售巧克力牛奶
- □ 紅白肉冷盤
- □ 夾心酥
- □ 素蛋粉
- □ 能量棒
- □ 調味咖啡或茶
- □ 薯條（冷凍前常會灑上麵粉）
- □ 炸蔬菜／天婦羅

- □ 水果餡和布丁
- □ 肉汁
- □ 熱狗
- □ 冰淇淋
- □ 人造蟹肉棒、培根等
- □ 沖泡熱飲
- □ 番茄醬
- □ 麥芽／麥芽調味品
- □ 麥芽醋
- □ 美奶滋
- □ 乳瑪琳
- □ 肉丸
- □ 植物奶精粉
- □ 燕麥麩（除非標示無麩質）
- □ 燕麥（除非標示無麩質）
- □ 合成乳酪

- □ 烘焙核果
- □ 沙士
- □ 沙拉醬
- □ 香腸
- □ 素肉
- □ 湯
- □ 醬油／照燒醬
- □ 糖漿
- □ 塔布勒沙拉（含碎小麥）
- □ 什錦果仁
- □ 素漢堡
- □ 伏特加
- □ 小麥草
- □ 水果涼酒

下列用品也含有麩質：

- □ 化妝品
- □ 口紅／護唇膏
- □ 藥物
- □ 沾水就有黏性的郵票和信封
- □ 黏土
- □ 洗髮精／潤髮乳
- □ 維生素和營養補充劑（注意廠牌）

含有下列成份，皆代表含有麩質：

- □ 氨基酸肽複合物
- □ 燕麥萃取物
- □ 糙米糖漿
- □ 焦糖色素（通常是大麥做的）
- □ 環糊精
- □ 糊精
- □ 發酵穀物萃取物
- □ 雙列大麥萃取物
- □ 六列大麥萃取物
- □ 水解物
- □ 水解麥芽萃取物

- □ 水解植物蛋白
- □ 麥芽糊精
- □ 食用化製澱粉（修飾澱粉）
- □ 天然香料
- □ 植物鞘胺醇萃取物
- □ 裸麥
- □ 黃豆蛋白
- □ 普通小麥
- □ 植物蛋白水解物
- □ 酵母萃取物

第三章

大腦的愛恨情仇

我們不可能去除體內所有的脂肪，因為大腦主要是由脂肪構成的。沒有大腦，你看來或許還是人模人樣，但你大概什麼也做不了，除了競選公職。

——蕭伯納

在我治療過的病人當中，最令人驚異的，就是完全去除含有麩質的食物之後，宛如新生一般重拾健康。他們也重新了解脂肪的重要，並提防碳水化合物。我親眼目睹，有人因此走出憂鬱症、克服慢性疲勞、逆轉第二型糖尿病、使強迫症的行為消失，並從很多神經病症得到解脫，從腦筋混沌到躁鬱症都有。

除了麩質，碳水化合物對大腦健康的衝擊也很大。換言之，麩質並非唯一的壞人。如果你要改變身體的生化作用，變成容易燃燒脂肪、克服發炎、避免疾病和精神失調的體質，還有一個重大因素必須納入考量，也就是：了解碳水化合物與脂肪對身體產生的不同影響。

早餐麥片可說是食品製造廠的金雞母。廠商把便宜的原料（即加工過的穀物）包裝成昂貴的商品。通用磨坊（General Mills）的研發部門就叫麥片科技研究所（Institute of Cereal technology）。此部門位於明尼蘇達，有數百位科學家在那裡研究如何推陳出新，生產更美味的麥片產品，希望能用更高的價格賣出，最好在市場上歷久不衰。[1]

我將在本章讓你了解，何以低碳水化合物、高脂飲食才是身體所需。我也會解釋，為何攝食過多的碳水化合物——即使這樣的食物完全不含麩質——和吃富含麩質的食物一樣危險。

諷刺的是，自從營養變成一門「科學」，我們的健康狀況反而愈來愈糟。我們要吃什麼、喝什麼，本來源於文化習慣與傳統，但現在已變成被短視近利的營養理論操控，無視人類是如何走到現代的。

我們可別忘了，其中還涉及食品製造廠的商業利益。以早餐麥片為例，你去超市購物，會發現貨架上各種廠牌、各種口味擺得滿滿的。製造這種含高碳水化合物的廠商，可曾真正把你的健康放在心上？

回想過去幾十年的經驗。你應該還記得，有關營養與新陳代謝，學者專家提出很多新的原則。例如，最先我們認為蛋營養豐富，後來我們得知蛋含有很多的飽和脂肪，應該避免，以免損害健康。這些不同的說法就像白噪音，讓你愈聽愈糊塗，不知如何是好。

本章將告訴你一個好消息：你可以吃富含脂肪和膽固醇的食物。我會證明這樣的美食可增進你的大腦效能。我們喜歡脂肪是有原因的，因為脂肪就是大腦的祕密情人。但過去幾十年來，脂肪就像過街老鼠，人人喊打，說這是不健康的東西，我們漸漸變得恐懼脂肪、對碳水化合物上癮。廣告、減重塑身中心、大賣場和健康書籍不斷灌輸大眾，幾乎零脂肪、低膽固醇的飲食才有益健康。

沒錯，有些脂肪的確會造成健康問題，如工廠加工、提煉的油脂。現在更有明確的研究結果，證明「反式脂肪」對人體是有毒害的，而且會造成很多慢性病症。但我們不知道人體還需要好的脂肪和膽固醇，才能妥善運作。如果我們吃進大量碳水化合物，即使是不含麩質的高纖全穀，也會吃出問題。

其實，我們幾乎不需要碳水化合物。我們只要一丁點碳水化合物就可以生存，也就是利用肝臟提供的肝糖。但我們的身體卻少不了脂肪。**吃下脂肪就會變**

胖？很多人都以為如此，然而事實上，肥胖和新陳代謝的問題，並不是脂肪造成的，而是因為吃了太多的碳水化合物。

膽固醇也是一樣：吃高膽固醇的食物，並不代表你血液中的膽固醇會升高。高膽固醇食物會使人容易得心臟疾病的說法，可說是一大謬誤。

脂肪、基因與最新科學研究

在本書傳遞的訊息當中，我希望你認真想想這點：也就是尊重你身上的基因。在人類演化的長遠過程當中，脂肪一直是代謝的好原料。人類的祖先已吃了兩百萬年的高脂食物，自一萬年前農業開始發展，碳水化合物才變得豐足。但我們可別忘了，我們身上仍帶著狩獵／採集者的基因。這可說是一種節儉基因。

一九六二年的遺傳學家尼爾（James Neel）最先提出這種假說，用以解釋第二型糖尿病的遺傳基礎。根據理論，這種基因會使人類容易得到糖尿病，因為我們身上的「節儉基因」原本具有適應優勢，讓我們在食物短缺之時，得以把脂肪囤積在體內，才不會很快就餓死。

然而，我們邁入現代社會之後，食物無匱乏之虞，我們其實已不需要「節儉基因」，卻依然克勤克儉地把我們身上的脂肪儲存起來，因此導致肥胖和糖尿病等問題。

不幸的是，我們身上的節儉基因要適應飲食的巨大改變，無視「儲存脂肪」的指令，必須耗時四萬年到七萬年。儘管有人認為，由於我們身上具有這些促進脂肪留存的基因，因此減肥很不容易，然而要不是這些「肥胖基因」，人類早就在地球上滅絕了。

除了夏末水果盛產，我們的祖先很難獲得豐足的碳水化合物。然而，這種碳水化合物有利於脂肪的生成與儲存，因此能熬過食物和卡路里缺乏的冬季。現在，我們的身體在基因的指令之下，一年三百六十五天都在貯存脂肪，而科學已告訴我們，這樣會有什麼後果。第一章曾提到，弗明翰心臟研究結果證實，總膽固醇和認知能力有直接關連。但這個發現只是冰山一角。

二〇一二年秋天，《阿茲海默症期刊》刊登了梅約醫學中心發表的研究結果，顯示年紀大的人如果吃很多碳水化合物，發生輕度認知障礙的風險（mild cognitive impairment，MCI）會**高出四倍**，這正是阿茲海默症出現的前兆。輕微認知能力受損涉及的層面包括記憶、語言、思考與判斷。

這項研究還發現，飲食中含有最多健康脂肪者，認知能力受損的機率減少四二％。另外，如飲食含有最多健康蛋白質來源者，如雞肉、紅肉和魚，認知能力受損的機率可減少二一％。[2]

早先研究人員就曾調查飲食型態與罹患失智症的風險，也得到類似的結果。一九九八年，研究人員曾比較阿茲海默症病人的大腦與正常人大腦中的脂肪含量。[3] 荷蘭研究人員在死後病理解剖的比較研究中發現，阿茲海默症病人與對照組相較，其腦部脂肪明顯變少，尤其是腦脊髓液中的膽固醇與游離脂肪酸。不管阿茲海默症病人是否帶有容易罹病的缺陷基因——即 APoE ε4 ——都有這樣的結果。

二〇〇七年，《神經學期刊》刊登了一篇研究報告。參與這項研究的受試者多達八千多人，年齡皆在六十五歲以上，大腦功能完全正常。研究人員針對這些受試者展開為期四年的追蹤研究。在這段期間內，約有二百八十人罹患失智症（大都是阿茲海默症）。[4] 研究人員調查這些受試者的飲食習慣，特別是他們吃魚的量（魚含有豐富的 omega-3 脂肪酸，有益大腦和心臟）。結果發現，從不吃魚者，罹患失智症或阿茲海默症的機率增加三七％。天天吃魚者，罹患失智症或阿茲海默症的風險減少四四％。經常食用奶油者，罹患失智症或阿茲海默症的風險沒有顯著改變，但如經常食用富含 omega-3 脂肪酸的油，如橄欖油、亞麻籽油或核桃油，與很少食用這種油的人相較，罹患失智症或阿茲海默症的風險減少六〇%。研究人員還發現，如經常吃富含omega-6脂肪酸的油（如典型的美國人飲食），少吃含omega-3脂肪酸的油或魚，則罹患失智症的風險，可能會比不吃omega-6脂肪酸的油的人高出兩倍（關於這些脂肪酸，進一步說明請參看第一〇四頁列表）。

這麼多的omega脂肪酸，哪一種才是好的？

今天，我們老是聽到omega-3脂肪酸和omega-6脂肪酸。一般而言，omega-6脂肪酸屬於「不好的油」，會助長發炎反應。研究證實，吃太多omega-6脂肪酸的油，可能會導致腦部功能失調。不幸的是，美國人卻偏愛食用，很多植物油，包括葵花油、玉米油、芥花油、黃豆油（也有人稱之為沙拉油）等，都富含omega-6脂肪酸。美國人攝食最多的油品正是植物油。

根據人類學家的研究，採狩獵／採集生活型態的人類祖先，消耗的omega-6脂肪酸和omega-3脂肪酸大約是一：一．五。[5] 然而，我們今天消耗omega-6脂肪酸的量，可能是祖先的十倍至二十五倍。反之，有益健康、能增強大腦功能的omega-3脂肪酸，我們卻吃得更少（有些專家認為，兩百萬年前，人類腦容量能比其他靈長類大三倍，應該是omega-3脂肪酸之功）。

下表列出各種植物油所含omega-6脂肪酸和omega-3脂肪酸的量：

油	**omega-6脂肪酸**	**omega-3脂肪酸**
芥花油	二〇%	九%
玉米油	五四%	〇%
棉籽油	五〇%	〇%
魚油	〇%	一〇〇%
亞麻籽油	一四%	五七%
花生油	三二%	〇%
紅花籽油	七五%	〇%
芝麻油	四二%	〇%
黃豆油	五一%	七%
葵花油	六五%	〇%
核桃油	五二%	一〇%

因此，海鮮是omega-3脂肪酸很好的來源，即使是像牛肉、羊肉、鹿肉和野牛的肉，也含有這種脂肪酸。但我們必須注意一點：如果是穀物（通常是玉米和黃豆）飼養的動物，由於飼料中的omega-3脂肪酸不足，這些動物的肉也就沒有豐富的omega-3脂肪酸。草飼牛與野生魚類，才是更好的選擇。

關於這個研究，特別值得一提的是，食用omega-3脂肪酸的油，可彌補吃omega-6脂肪酸的油所造成的損害。研究人員因此要我們注意，別只吃omega-6脂肪酸的油，而不吃含omega-3脂肪酸的油。這樣的研究結果不但令人驚異，而且讓我們獲益良多。

研究人員也發現，攝取的脂肪和膽固醇不足，除了可能導致失智症，也會造成其他神經病症。國家衛生研究院最近曾發表一篇報告，比較年長者的大腦功能與攝食膽固醇多寡的關係。結果發現，調查對象中攝食較多膽固醇的人，沒有罹患失智症，記憶力也比較好。這份報告在結論中指出：「攝食較多的膽固醇有助於記憶功能。」研究人員也在後面的討論提到：「現在活到八十五歲以上並非不可能，特別是吃較多膽固醇的話，或許身體還更強健。」[6]

帕金森氏症也和膽固醇吃太少有關。二〇〇六年荷蘭研究人員曾在《美國流行病學期刊》發表一篇報告，指出「從劑量效應關係來看，血清總膽固醇高者，得帕金森氏症的風險明顯較低。」[7] 二〇〇八年《運動障礙疾病期刊》也刊登了一篇報告，顯示低密度脂蛋白（LDL，也就是所謂「壞的膽固醇」）低下者，罹患帕金森氏症的風險差不多會增加三五〇％！[8]

第一章曾提到，LDL是一種蛋白質載體，本身並不是壞東西。LDL在腦部扮演的角色就是把膽固醇運送到神經元，使其執行重要功能。正如我們所知，膽固醇低下，腦部將無法正常運作，也就容易出現神經病症。我們還須注意一點：如果LDL遭到自由基破壞，則無法把膽固醇輸送到腦部。LDL的功能除了會被氧化破壞，糖也會與之結合，加速氧化的速度，致使LDL失去原來的功能。在這種情況之下，LDL就無法進入提供神經元營養的星形膠細胞。在過去十年中，新的研究顯示，LDL氧化可說是動脈粥狀硬化的關鍵因素。因此，我們應該盡一切努力降低LDL氧化的風險，而非降低LDL。LDL氧化的重要因素之一就是血糖太高。糖分子會和LDL分子結合，改變LDL的形狀，並生成醣化蛋白。如此一來，自由基就會增生五十倍。LDL並非我們的敵人，問題是高碳水化合物的飲食會使LDL氧化，增加動脈粥狀硬化的風險。此外，如果LDL醣基化，就無法把膽固醇輸送到腦細胞，大腦功能就會受到影響。

我們一直認為飲食油脂會使我們的膽固醇升高，因而增加心臟疾病和中風的風險。其實，早在十九年前，研究人員已證實這種觀念是錯誤的。一九九四年，《美國醫學會期刊》發表一篇臨床試驗報告，比較膽固醇高者（240 mg/dl）與膽固醇正常者（200 mg/dl以下）罹患心臟疾病的比率。[9] 參與這項研究者將近有一千人，都是年紀比較大的人。耶魯大學的研究人員針對參與者進行長達四年的追蹤，量測每一個人的總膽固醇和高密度脂蛋白（HDL），紀錄所有因心肌梗塞、心絞痛住院者，也統計死於心臟疾病和其他疾病的死亡率。結果發現，兩組無明顯差異。膽固醇較低者得心肌梗塞的風險並沒有比較少，死亡率也和膽固醇高者一樣。多項大型研究的文獻回顧也發現，膽固醇高低與心臟疾病沒有關連。[10]這樣的研究多不勝數，弗明翰心臟研究的研究人員喬治．曼（George Mann）因而論道：

研究一再證明，高脂、高膽固醇飲食會引發心臟疾病的假設是錯的。但科學家、籌資企業、食品製造廠甚至政府機構，或許基於複雜的原因，如驕傲、利潤或成見等，仍不斷鼓吹這樣的假設。這可說是本世紀最大的健康騙局。[11]

長久以來，我們一直認為，如果降低膽固醇，就能活得更久、更健康。其實，這樣的觀念可說大錯特錯。最近，荷蘭研究人員在《刺絡針》發表了一篇研究報告。他們針對七百二十四個老人（平均年齡八十九歲）進行長達十年的追蹤調查。[12]結果完全出乎他們的預料：六百四十二個老人在研究期間死亡，如總膽固醇上升三九％，死亡率就減少一五％，而且不論膽固醇高低，每一個人死於冠狀動脈性疾病的風險都差不多。現今，不知多少老人都在吃降膽固醇的藥物。因此，這樣的研究結果令人震撼。研究人員還發現：「膽固醇最高的一群，死於死亡癌症和感染的人數，反而比膽固醇低者少很多。因此，膽固醇最高的那群是死亡率最低的一群。」換言之，膽固醇高者比較不會罹患死亡癌症和感染（其他老人死亡的常見原因）。事實上，如果你比較膽固醇最低與最高的群組，會發現後者的死亡率反而比前者減少四八%。可見，膽固醇有延年益壽之功。

此外，從二〇〇八年《神經學》刊登的一篇研究報告，更可讓人明白膽固醇對整個神經系統的助益。這個研究顯示，高膽固醇是肌萎縮性脊髓側索硬化症（ALS，即所謂的漸凍症）的防護因子。[13]至今，漸凍症並無有效療法。這是一種慢性運動神經元退化的疾病，病人通常會在發病的兩年至五年內死亡。儘管美國食品藥物管理局已核准Rilutek（銳力得）用以治療此症，但這種藥物頂多能讓病人延長三個月的生命，不但昂貴，而且具有肝毒性。因此，大多數得漸凍症的病人都不願服用此藥。法國研究人員在這個研究中發現，膽固醇高的病人比膽固醇低者平均多活一年。研究人員論道：「高膽固醇是漸凍症病人存活時間較長的重要指標。因此，我們建議以營養策略來對抗病情的惡化。我們也得注意是否要讓病人接受降膽固醇藥物的治療。」

正如節目廣告常說的：「等等……還有更精采的！」有關脂肪和大腦的關

係，我們還有很多可談。目前雖然已有很多相關研究文獻，但仍與你想的不一樣。二〇一〇年《美國臨床營養期刊》發布了一個驚人的結果。[14] 研究人員回溯評估二十一個研究報告，在這些研究中參與的受試者多達三十四萬人以上，分別接受五年到二十三年不等的追蹤調查。研究人員發現：「攝取飽和脂肪與冠狀動脈性疾病、中風等心血管疾病的增加，並無關連。」研究人員比較吃下飽和脂肪最多與最少的群組，發現前者罹患冠狀動脈疾病的比率，要比後者低一九％。

研究人員還發現，很多期刊會預設立場，如研究報告的結論是「膽固醇高者比較容易罹患心血管疾病」，則比較有刊出的機會。因為這樣的結論不但迎合主流思想（亦即脂肪容易造成心臟疾病），更別提比較受到大藥廠的青睞。事實上，我們的健康與活力是建立在飽和脂肪之上。正如《脂生物化學概論》（*Lipid Biochemistry: An Introduction*）作者古爾（Michael Gurr）所言：「不管冠狀動脈疾病的成因為何，總之飽和脂肪酸並非元凶。」[15]

《美國臨床營養期刊》後來又刊登了一篇報告，作者皆是全球最傑出的營養研究學家。他們明白指出：「飽和脂肪酸與肥胖、心血管疾病、癌症和骨質疏鬆症並無明顯關連……我們應該把研究焦點放在肥胖和久坐不動，所造成的胰島素阻抗與碳水化合物質量的交互作用。」[16]

在看更多脂肪與膽固醇的相關研究之前，我們先想想這麼一個問題：為什麼我們竟會抗拒對大腦有益、可增加活力的食物？我們先來看看脂肪與心臟健康的關係，當然這也直接關係到我們大腦的健康。

一段簡短的飲食史

你很可能像大多數的美國人，吃的乳瑪琳比牛油多，每次吃一盤紅肉、蛋和乳酪就有罪惡感，盡可能選擇標榜「低脂」、「無脂」或「無膽固醇」的飲食。真是這樣的話，我不會怪你。畢竟，我們活在一個倚靠專家意見的社會，依循他們說的，判斷什麼是好的食物，而什麼食物有害健康。自我們的祖父母或曾祖父母那一代以來，我們已有許多重大發現，知道某些疾病的成因為何，以及怎樣會容易生病，因此我們對身體健康已有不同的認識。

其實，早在十九、二十世紀之交，美國因科技與醫學的進展，生活也有了巨大的轉變。不到幾十年的光景，我們已有抗生素、疫苗可用，公共衛生也大有改善。由於兒童疾病控制得宜，夭亡的比例大幅下降，平均壽命因而延長。愈來愈多人移居城市，不再過著農業生活。人民教育水準提高了，比較有知識，也變得更富裕。

儘管如此，我們還是很容易被未經查證的訊息誤導。你或許不知道，以前的醫師還曾說吸菸有益健康，然而就飲食而言，直至今日，流傳的訊息很多仍是錯誤的。

一九〇〇年，住在城市裡的人，每天攝取的卡路里平均為二千九百大卡，其中有四〇%來自脂肪，一半是飽和脂肪，另一半是不飽和脂肪（務農的人攝取的卡路里或許更多）。他們的飲食以牛油、雞蛋、肉類、穀物和當季蔬果為主。然而，很少美國人有過重的問題，那個時代的三大死因為肺炎、肺結核和腸炎（腹瀉）。

差不多在這時，農業部開始進行飲食趨勢的調查研究，注意到美國人吃的脂肪有了改變。民眾漸漸不再吃那麼多的牛油，偏好植物油。食品製造商因而利用氫化過程使植物油硬化，讓口感像牛油一樣美味。一九五〇年以前，民眾每年約吃八公斤的牛油、不到一點五公斤的植物油，然而之後每年吃的牛油差不多只有四．五公斤，而植物油則超過四．五公斤。乳瑪琳也開始風行。在二十世紀初，每人每年約只吃〇．九公斤，但到了二十世紀中期，每人每年已消耗三．六公斤左右。

雖然所謂的「油脂假說」在十九世紀中期已經出現，但直到二十世紀中，由於死於冠狀動脈疾病者漸增，科學家才把動物性油脂和動脈疾病相連。根據這樣的假說，來自動物的飽和脂肪會使膽固醇上升，膽固醇和油脂容易在血管中堆積，造成動脈阻塞。

為了支持這樣的理論，明尼蘇達大學公衛研究人員奇斯（Ancel Keys），分析了七個國家人民的飲食和心臟疾病罹病率，指出動物脂肪和心臟疾病造成的死亡有密切的關連（但他忽略了這七個國家以外的一些現象，像是有很多國家的人民儘管吃很多動物脂肪，卻很少得心臟疾病，還有一些國家的人民雖然吃的脂肪很少，還是有很多人死於心肌梗塞）。

奇斯以日本為例，日本人膳食中的卡路里只有一〇%來自動物油脂，死於冠狀動脈疾病的比率很低，約一千人不到一人。反之，卡路里有四〇%來自動物油脂者，死於冠狀動脈疾病的比率很高，每一千人就有七人。[17] 表面上看來，動物脂肪顯然有害，與心臟疾病脫不了關係。然而，當時的科學界還不知道這樣的數據不能代表全面。

為此，這樣的錯誤延續了數十年，包括弗明翰心臟研究的結果。一九五六年，美國心臟協會開始推動「謹慎飲食」運動，呼籲大眾以乳瑪琳、玉米油、雞肉和沖泡麥片，來取代牛油、豬油、雞蛋和牛肉。到了一九七〇年代，油脂假說已經確立，膽固醇會引發冠狀動脈疾病的說法，也深植人心。

這自然會引發政府行動，因此一九七七年參議院組成了「營養與人類需求特別委員會」。可想而知，這個委員會的目標，就是避免民眾攝食含動物脂肪和高膽固醇的食物。由於飽和脂肪會「阻塞動脈」，所以特別糟糕。肉類、牛奶、雞蛋、牛油、乳酪以及椰子油和棕櫚油等熱帶植物油，就這麼被打入冷宮。

藥廠也看準了這個趨勢，紛紛投入降血脂藥品的生產。這種藥品市場收益每年高達數十億美元。同時，衛生主管機構也勸導民眾以碳水化合物和多元不飽和植物油，來取代動物油脂。建議食用的植物油包括黃豆油、玉米油、棉籽油、芥花油、花生油、紅花籽油、葵花油等。

到了一九八〇年代，速食業已改用部分氫化（含反式脂肪）的植物油來油炸食品，不再使用牛脂和棕櫚油。即使美國農業部已把飲食指南從金字塔改為盤狀圖表，依然強調「動物脂肪是有害的」、「碳水化合物是好的」。其實，在新的盤狀圖表中，並沒有任何油脂，消費者就不知道健康飲食該含有多少油脂、該多吃哪一種油。[18]

華盛頓大學外科教授米勒（Donald W. Miller）在二〇一〇年發表〈低碳水化合物、高飽和脂肪飲食的益處〉一文指出：「過去六十年來，我們的飲食一直被低脂、高碳水化合物主宰。但這種局面即將結束。現在，我們愈來愈清楚過度攝食碳水化合物對健康的破壞，也終於知道飽和脂肪的優點。」[19] 幾十年來，儘管研究結果多有矛盾，而且在近三十年內，沒有任何一篇研究證實，以「低脂、低膽固醇飲食」降低血清中的膽固醇，得以避免心肌梗塞或減少死亡率，心血管界還是相信油脂假說。

正如米勒醫師所說的，全世界各地的研究並未全然支持油脂假說。在一九六八年，甚至已有研究指出，低脂飲食並非理想。那年，國際動脈粥狀硬化研究計畫的研究人員，解剖了來自十四國、二萬二千人的遺體，發現不管吃了多少動物脂肪產品或是以素食為主的飲食，動脈硬化的發生率都差不多。此外，不管是在心臟疾病發生率高的地區，或是在居民幾乎沒有人得心臟病的地區，是否吃動物脂肪也與心臟病的發生率無關。[20] 這意謂動脈壁的硬化，或許是無可避免的老化過程。

因此，如果吃飽和脂肪不會得心臟病，那心臟病的成因為何？且讓我們從大腦的觀點來看，然後再回到心臟的問題。很快，你就會了解肥胖和腦部疾病的根源。

碳水化合物、糖尿病和腦部疾病

前面已經詳述穀物和碳水化合物會讓血糖升高，進而觸動發炎的連鎖反應。目前我們已透過科學研究，了解神經傳導物質是情緒和大腦最重要的調節者。在你的血糖上升之時，神經傳導物質血清素、腎上腺素、正腎上腺素、γ-氨基丁酸（GABA，一種天然的非蛋白質胺基酸）、多巴胺等都會立刻減少。同時，製造這些神經傳導物質的材料（共有一百多種，包括維生素B群）也會耗盡。此外，鎂也會減少，致使你的神經系統和肝臟受到損害。

血糖升高也會觸發所謂的「糖化作用」，下一章將有詳細討論。在此先簡單說明一下，糖化作用發生時，葡萄糖、蛋白質和某些脂肪會纏在一起，致使組織和細胞變得僵硬、失去彈性，包括腦細胞。此外，糖分子還會和腦部的蛋白質結合，生成致命的結構，造成腦部退化，影響腦部功能。大腦很容易在糖化作用中遭到破壞，而麩質又會加速這樣的損害。從神經學來看，糖化作用會使腦部重要組織萎縮。

除了甜的飲料，穀物類食物占美國飲食的一大部分。不管是義大利麵、餅乾、蛋糕、貝果，或是似乎看來有益健康的「全穀麵包」，都會威脅到大腦的健康與功能。美國人也吃其他含碳水化合物高的食物，像是馬鈴薯、玉米、水果和米飯，難怪我們會被稱為「碳水化合物愛好者」，代謝失調與糖尿病於是大為流行。

目前已有很多研究證實，富含碳水化合物的食物與糖尿病有直接關連。還記得美國糖尿病協會在一九九四年，建議美國人卡路里來源的六〇至七〇％應來自碳水化合物，無怪乎罹患糖尿病的人數自此飆高。其實，從一九九七年至二〇〇七年這段期間，美國罹患糖

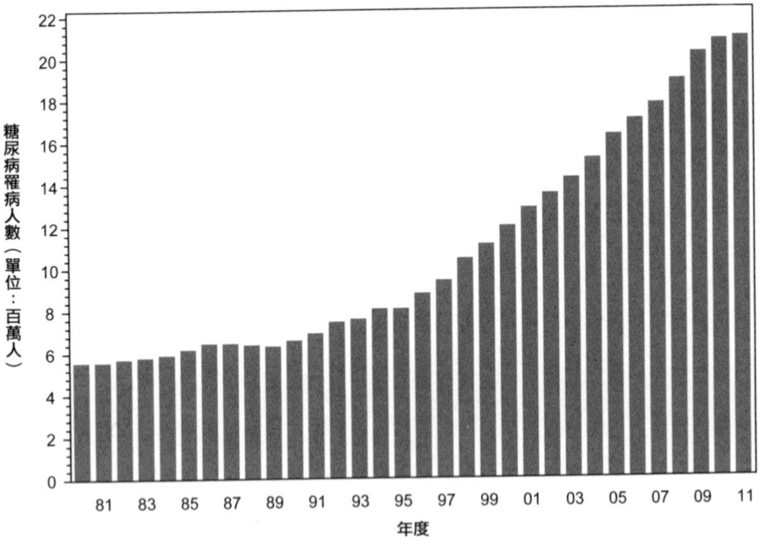

一九九二年，美國政府提倡高碳水化合物、低脂飲食。美國糖尿病協會與美國心臟協會也跟著推廣，並在一九九四年提出這樣的飲食建議。從那時至今，糖尿病（與肥胖）人數快速增加。

尿病的人數變為**兩倍**。[21]從右頁自一九八〇年至二〇一一年糖尿病罹病人數圖可見，患者快速攀升，到了二〇一一年已增長三倍以上。

我們必須注意這點。因為罹患糖尿病，意謂得阿茲海默症的風險將會加倍。即使是「糖尿病前期」，也就是血糖才開始上升，大腦功能就會日漸下降，大腦記憶中心也會慢慢萎縮。光是血糖的問題，就足以在日後造成阿茲海默症。

真難以相信，我們這麼晚才知道糖尿病和失智症的關連。然而，要理解這兩者的關係、從縱向研究得到結論，必須耗費很長的時間。我們還需要時間了解下面的問題：糖尿病到底如何引發失智症？

首先，如果你有胰島素阻抗的問題，你的身體可能無法分解某種蛋白質（澱粉樣蛋白），這樣的蛋白質會形成斑塊，在腦部堆積，造成腦部疾病。其次，血糖高會使體內某種含氧分子增加，細胞會受到破壞，造成發炎。如此一來，腦部動脈就會硬化、變得狹窄（更別提其他部位的動脈）。這種情況就是所謂的動脈粥狀硬化，如動脈阻塞或中風，腦部組織遭到破壞，就會導致血管性失智症。我們總認為動脈粥狀硬化是心臟血管的問題，但腦部動脈壁一樣會出現這樣的變化。二〇〇四年，澳洲研究人員在一篇文獻回顧中直言：「我們現在已有共識，同意動脈粥狀硬化代表一種氧化壓力，主要特徵是血管壁脂肪與蛋白質的氧化。」[22]研究人員也指出，這種氧化是身體因應發炎的反應。

最令人震驚的要算是二〇一一年日本研究人員發布的研究結果。他們以一千位六十歲以上的男性和女性為研究對象，發現「參與者中已患糖尿病者，在十五年內出現阿茲海默症的比率，是非糖尿病者的兩倍，罹患其他型失智症的比率則是一．七五倍。」[23]研究人員在調查研究的過程中，也加入其他因素的考量，如年齡、性別、血壓和身體質量指數（BMI），結果仍然一樣。現在，科學家正在研究，如何透過血糖控制，減少罹患第二型糖尿病和失智症的風險。

脂肪：大腦的好朋友

為了完全明瞭碳水化合物的禍害與脂肪的優點，我們必須先了解身體的基礎生物學。我們吃進去的碳水化合物，包括糖和澱粉，都會被轉化為葡萄糖。接著，胰臟會分泌胰島素到血液中，而胰島素則會把血中的葡萄糖運送到細胞。肝臟和肌肉就會把這些葡萄糖轉化為肝糖，儲存起來。如果肝臟和肌肉已無多餘的空間可儲存肝糖，胰島素則會將葡萄糖轉化為脂肪酸，將之引到脂肪細胞中，做為燃料儲存起來。因此，碳水化合物，才是肥胖的主因，不是飲食中的脂肪（試想：很多農夫都以玉米和穀物這樣的碳水化合物當飼料來餵養動物，使動物增肥。很少人用脂肪和蛋白質來做飼料。如果你去餐廳點牛排，就可發現穀飼牛牛排的肥油要比草飼牛來得多）。

這也正是為何要減少吃進肚子裡的碳水化合物。此外，吃低碳水化合物的飲食，血糖較不會升高，可增進身體對胰島素的敏感性。其實，愈來愈多醫師建議第二型糖尿病病人多吃脂肪、少吃碳水化合物，以控制病情。

如果你一直吃富含碳水化合物的食物，胰臟只好費勁分泌胰島素，因血糖過高，身體脂肪就難以分解、變成燃料，而且身體會對葡萄糖上癮。即使你的身體已用盡葡萄糖，但因胰島素濃度太高，一旦血中胰島素過高，就會嚴重阻斷脂肪分解，無法將脂肪轉化為燃料。如果你的飲食以碳水化合物為主，嗜食糖和精製澱粉，會驅動胰臟分泌大量的胰島素，使血糖快速下降，然而血糖快速下降，又會致使血糖過低，為了保護大腦，身體就會啟動食欲。於是，你就有再怎麼吃也吃不飽的感覺。這就是為什麼吃碳水化合物無法控制體重。

現在，我們再來看看飲食中的脂肪。脂肪一直是營養的重要支柱。撇開腦部七〇％以上由脂肪構成這點不談，脂肪最重要的一個角色，就是調節免疫系統。簡而言之，好的脂肪，如omega-3脂肪酸和單元不飽和脂肪，都能減少身體的發炎反應。反之，餐飲業常用的氫化油脂則會助長發炎。某些維生素，特別是A、

D、E、K，因為不溶於水，是所謂的「脂溶性維生素」，進入小腸後，必須與脂肪結合，才能被身體吸收。

身體如果缺乏這些維生素，後果會很嚴重，如出現腦部病症。以缺乏維生素K而言，你會有血液凝固的問題，受傷時將難以止血，身體組織甚至可能自動出血（想想，這問題發生在腦部會如何）。維生素K也和大腦與眼睛的健康大有關係，使人比較不易罹患與年齡有關的失智症和黃斑部病變（因此，膳食中的脂肪對黃斑部有益）。如身體缺乏維生素A，不但你的腦部發展會有問題，嚴重的話能使人失明，也會特別容易遭到感染。缺乏維生素D則與許多慢性疾病有關，包括精神分裂症、阿茲海默症、帕金森氏症、憂鬱症、季節性情緒失調，和多種自體免疫疾病（如第一型糖尿病）。

如果你依照傳統飲食建議，注意每日攝取的脂肪不超過卡路里的二〇％（更把飽和脂肪限制在一〇％以下），你知道要力行這點很不容易。其實，這根本是錯誤的建議，你不必擔心吃進去的脂肪有多少，也不用去計算攝食脂肪占卡路里的百分比。聽我這麼一說，你應該會鬆了一口氣。當然，你得知道哪些脂肪是有害的，如乳瑪琳與精製食品中的反式脂肪；而酪梨、橄欖、核果等富含單元不飽和脂肪酸的食物，則對身體健康大有助益。

我們也知道生活在寒冷水域的魚類（如鮭魚）和某些植物油（如亞麻籽油），因為含有豐富的多元不飽和omega-3脂肪酸，能提供好的油脂。但是，像含有天然飽和脂肪的肉類、蛋黃、乳酪和牛油呢？前面已經說過，飽和脂肪向來背負惡名。很多人甚至不明白為什麼這種脂肪不好，只知道要盡量少吃。我們以為專家的建議都是對的，認為飽和脂肪和反式脂肪是同一類的東西。但我們的身體的確需要飽和脂肪，也會消化天然的飽和脂肪，就算是量大，也能應付。

很少人了解攝食飽和脂肪如何使人健康。如果你是吃母乳的寶寶，那飽和脂肪就是你的主食，因為母乳中的脂肪占五四％。你身體裡的每一個細胞都需要飽和脂肪。在細胞膜的結構中，脂肪就占了五〇％。人體肺臟、心臟、骨頭、肝臟和免疫系統的結構和運作功能，全都少不了脂肪。以你的肺臟來說，有一種飽和脂肪——即十六酸——有助於肺表面活性物質（lung surfactant）的生成，使肺泡得以擴張（肺泡會從你吸入的空氣攫取氧，再把氧送到血流中）。少了這種表面活性物質，肺泡會黏在一起，使你的肺不能順利擴張，就無法呼吸了。擁有正常的肺表面活性物質，也可以避免氣喘等呼吸疾患。

心肌細胞需要某種飽和脂肪提供的營養，骨頭也得靠飽和脂肪才能有效吸收鈣質。多虧飽和脂肪，你的肝臟才能清除多餘油脂、分解毒素，使你免於受到酒精和藥物的毒害。免疫系統的白血球也因為飽和脂肪，才有能力辨識入侵的細菌，將之摧毀，以及對抗腫瘤細胞。你的內分泌系統也得靠飽和脂肪酸來傳遞訊息，製造身體所需的荷爾蒙，包括胰島素。血液中的脂肪酸有助於將飽足的訊息帶給大腦，使你離開餐桌。

你不必強記住這些。我只是想藉由上面的例子，讓你知道飽和脂肪的重要。至於哪些油脂是好的，哪些是壞的，請參看一〇三到一〇四頁的表格。

為膽固醇洗刷汙名

如果你曾檢驗過膽固醇，就知道膽固醇分成兩類，一種是HDL，亦即高密度脂蛋白，另一種是LDL，即低密度脂蛋白。在一般人的概念中，前者是「好東西」，後者是「壞東西」。

前面已簡單提過這兩種膽固醇。其實，HDL和LDL並非兩種完全不同的膽固醇，都是膽固醇和脂肪的載體，只是具有不同的功能。我們體內還有其他脂蛋白，如VLDL（極低密度脂蛋白）與IDL（中密度脂蛋白）。不管哪一種膽固醇，都不像你以為的那麼惡名昭彰。最近的研究報告告訴我們，膽固醇價值匪淺，特別是與大腦的健康息息相關，我們也才了解膽固醇的全貌。研究人員透過死亡病人的腦部病理解剖，發現晚年若缺乏脂肪與膽固醇，會使人壽命變短。[25]腦部只占全身質量的二%，但身體膽固醇的二五%都在腦部，以維持大腦的功能和發展。以腦部重量來看，其中的五分之一都是膽固醇！

膽固醇是細胞膜的重要結構，能使細胞膜保持通透，還有「防水」功能，使不同的化學反應能在細胞內、外進行。腦部要生成新的突觸，也得靠膽固醇，而且膽固醇能把細胞膜連結起來，使訊號得以在突觸間傳遞。膽固醇也是神經元髓鞘的重要成分，神經元訊號才得以快速傳遞。無法傳遞訊息的神經元，就會變成廢物，堆積起來還會造成大腦病變。總之，膽固醇能促進大腦的溝通和運作。

此外，位於腦部的膽固醇也是強大的抗氧化物，能保護大腦，使之免於受到自由基的破壞。膽固醇也是類固醇荷爾蒙（如雌激素和雄性素）及脂溶性維生素D的前驅物。維生素D本身就是重要的抗氧化物，也有抗發炎的功效，能去除會危害我們性命的致病因子。維生素D說來不是真正的維生素，比較像是體內的一種類固醇或荷爾蒙。如果你知道維生素D源於膽固醇，你就不訝異很多罹患神經退化疾病的病人，體內的維生素D不足，如帕金森氏症、阿茲海默症和多發性硬化症。我們體內的膽固醇，會隨著年紀變大而增加，這是件好事。因為我們愈老，體內的自由基就愈多，膽固醇可助我們對抗這些自由基。

除此之外，膽固醇還扮演其他重要角色。例如膽囊分泌的膽鹽，是消化脂肪不可或缺的，因此和消化脂溶性維生素（如A、D、K）有關，而膽鹽正是由膽固醇轉化而來的。體內膽固醇太低，會影響消化脂肪的能力，而身體電解質平衡，也得靠膽固醇來維持。由於膽固醇是身體組織運作重要的協力者，每個細胞內都必須製造膽固醇，以供應本身所需。

既然膽固醇這麼重要，我們該怎麼吃才好？多年來，我們一直相信「低膽固醇」才是好的食物，然而現在我們的做法必須隨著觀念來改變。由於蛋富含膽固醇，該視之為「大腦食物」。這就是為何人類在過去兩百萬年的發展中，常吃高膽固醇的食物。真正損害大腦功能的罪魁禍首，其實是升糖指數高的東西，也就是碳水化合物。

我經常駁斥的一個迷思就是，大腦喜歡以葡萄糖做為燃料。其實，脂肪才是大腦的最愛，可說是大腦的「超級燃料」。這也就是為何本書提供以脂肪為基礎的飲食療法給神經退化疾病的病人（我將在第七章詳述這點）。

我把焦慮放在脂肪和膽固醇，不只是因為這兩種東西與大腦健康息息相關，更是因為我們活在不斷把脂肪和膽固醇汙名化的社會。民眾不知自己遭到誤導，觀念錯誤，大藥廠更利用這個機會，大發利市。降血脂藥的流行就是一個很好的例子。

降血脂藥：偷走記憶的賊

了解膽固醇對大腦健康的重要性之後，我和許多神經醫學界的研究人員都認為，目前幾百萬美國人吃的降血脂藥，很可能造成大腦疾病，或使原本的腦部病變惡化。

我們已知降血脂藥司他汀的一個副作用，就是使記憶退化。葛雷夫萊（Duane Graveline）因曾在美國太空總署服務，為太空人診療，因此有「太空醫師」之稱。他說，他為了降血脂，服用司他汀類藥物期間曾經完全喪失記憶，之後即不斷搜集、調查此藥在全世界各地出現的副作用。至今，他已就這個主題，寫了三本專書，最著名的一本就是《立普妥：記憶之賊》（*Liptor : Thief of Memory*）。[25]

二〇一二年二月，美國食品藥物管理局發布了一項聲明，指出司他汀類藥物可能會伴隨認知損害的副作用，包括記憶喪失和意識混亂。而在一個月前，美國醫學會已在《內科醫學檔案》發表一篇報告，指出服用司他汀類藥物的女性，罹患糖尿病的風險會增加四八%。[26]

超過十六萬名停經後的婦女參與這項研究，人數之多，讓我們無法輕忽這個問題的嚴重性。我們已知第二型糖尿病是罹患阿茲海默症的重要因素，因此司他汀類藥物，很可能會造成認知能力衰退或認知功能障礙。

二〇〇九年，麻省理工學院電腦科學與人工智能實驗室的資深研究員賽尼夫（Stephanie Seneff），對藥物以及飲食對健康和營養的作用，多有鑽研。她寫了篇文章，解釋何以低脂飲食與司他汀類藥物會導致阿茲海默症。[27]她不但記錄我們對司他汀藥物副作用的了解，並勾勒大腦被這種藥物損害的情況，也引用最新科學研

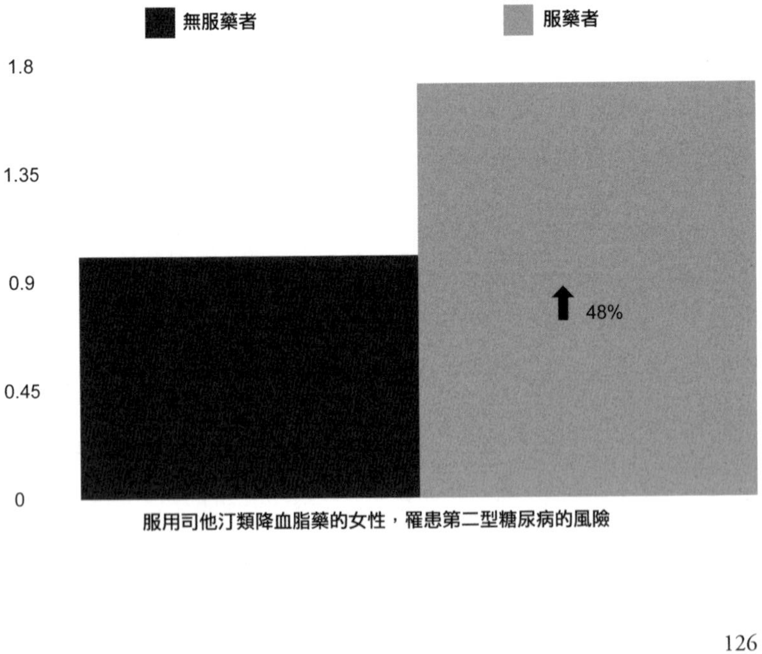

服用司他汀類降血脂藥的女性，罹患第二型糖尿病的風險

究。賽尼夫解釋說，由於司他汀類藥物會影響肝臟製造膽固醇的能力，因此會造成腦部功能障礙。正如前述，膽固醇對大腦的運作很重要，是神經元互通訊息、腦細胞再生的關鍵。根據藥品製造商的宣傳，司他汀類藥物會干擾膽固醇在腦部和肝臟的生成。諷刺的是，這樣的「藥效」對身體其實有害無益。

愛荷華大學生物物理學教授申延均（Yeon-Kyun Shin）是研究膽固醇與神經網絡的權威。他在接受《每日科學》（*ScienceDaily*）記者的採訪時論道：[28]

> 如果你剝奪大腦的膽固醇，腦部分泌神經傳導物質的機制，就會直接受到影響。神經傳導物質關乎訊息處理與記憶功能。換言之，你聰明與否、記憶好壞，和腦中的膽固醇多寡有關。如果你服用藥物降低膽固醇，等於是攻擊肝臟的膽固醇合成機制。這種藥物也會影響你的大腦。根據我們的研究，膽固醇與神經傳導物質的分泌有直接的關連，我們已經明瞭降低膽固醇加劇腦細胞死亡的過程。膽固醇會改變蛋白質的形狀，刺激我們的思考與記憶。

二〇〇九年，有篇文獻回顧探討二〇〇一年完成的兩項有關司他汀類藥物的大型研究，參與者多達二萬六千人以上。結果顯示，司他汀類藥物無助於避免阿茲海默症。《今日科學》引用了研究主要作者麥昆尼斯（Bernadette mcGuinness）之言：「參與這些試驗的人為數龐大。看來，司他汀類藥物只會增加心血管疾病風險，不能避免失智症。」[29] 加大洛杉磯分校研究人員高倫卜（Beatrice Golomb）曾評論上述研究：「我們已從一些病歷報告發現，病人的認知能力明顯受到司他汀類藥物的危害。」[30] 高倫卜又說，還有其他研究也證實，司他汀類藥物會損害認知能力或對認知能力沒有幫助，尚無研究發現司他汀類藥物對大腦與神經有益。

司他汀類藥物除了會直接影響到身體製造膽固醇，也會間接影響到脂肪酸和抗氧化物的生成。這種藥物不只會使LDL粒子的膽固醇含量降低，也會減少LDL粒子，所以不但會使膽固醇變少，由於供應大腦的脂肪酸和抗氧化物是由LDL粒子負責運送，因此也會減少。腦部要能正常運作，少不了這三種物質[31]（我將在後面章節介紹促進身體自然生成抗氧化物的重要性）。

賽尼夫也描述了司他汀類藥物如何助長阿茲海默症。[32] 她說，這類藥物會使細胞無法製造輔酵素Q10（一種存在於人體各個組織、與維生素相似的物質）。這種酵素可製造細胞所需的能量，是體內重要的抗氧化物。由於輔酵素Q10的代謝路徑和膽固醇相同，其合成也會受到司他汀類藥物的影響，無法供給身體和大腦所需。司他汀類藥物帶來的副作用，如疲倦、呼吸急促、行動和平衡受到影響，以及肌肉的疼痛、虛弱和萎縮等，都和肌肉缺乏輔酵素Q10有關，致使身體能量減少。如骨骼肌嚴重受損就是極端的副作用。輔酵素Q10缺乏也和心臟衰竭、高血壓和帕金森氏症有關。無怪乎有研究人員提議，以輔酵素Q10來治療阿茲海默症。

最後，司他汀類藥物也可能間接影響維生素D。皮膚內的膽固醇透過紫外線的照射，就可製造維生素D。如果你看維生素D的化學式，會發現和膽固醇的化學式看來完全相同。賽尼夫論道：「如果LDL低下，身體就無法補給皮膚膽固醇，如此一來，就會造成維生素D不足。這在美國已是非常普遍的問題。」[33]缺乏維生素D不只會使骨頭脆弱、軟化，嚴重時會造成佝僂症。維生素D不足也會使人容易罹患失智症、糖尿病、憂鬱症和心血管疾病。如果大腦缺乏維生素D，發展就會受到阻礙，無法發揮正常功能，維生素D的受體也會減少。

司他汀類藥物是否能帶來助益仍是個問題。幾項大型研究皆無法證明這種藥物有預防疾病的功效。儘管很多研究指出，司他汀類藥物有助於降低冠狀動脈疾病的死亡率，但最新研究顯示，這樣的結果與這種藥物降低膽固醇幾無關連，可能與其可減少發炎有關。因此，這並不代表司他汀類藥物利多於弊，尤其對某些人來說，副作用實在難以承受。若是心臟疾病的低危險群，服用司他汀類藥物反倒容易罹患其他疾病。

九〇年代中期，已有研究顯示司他汀類藥物可能會增加罹患某些癌症的風險，更別提一長串的副作用，包括胃腸不適、氣喘、陽萎、胰臟發炎和肝臟損害等。[34] 二〇一〇年《美國心臟病學期刊》即刊登了一篇試驗報告，發現司他汀類藥物會增加死亡風險。以色列研究人員曾追蹤將近三百位心臟衰竭確診病人（得病時間平均為三．七年），罹病最久的已有十一．五年。結果發現，服用司他汀類藥物者LDL最低，而死亡率最高。反之，膽固醇較高者，死亡率較低。[35]

造成高膽固醇的元凶：碳水化合物，而非膽固醇

如果你減少碳水化合物的攝食（詳見第十章），以美味的脂肪和蛋白質取代，就可重新設定基因，回到剛出廠（即出生）的狀態。這樣的設定，將使你頭腦更清楚，而且更能燃燒脂肪。

你必須了解，如果你抽血檢驗，結果顯示膽固醇高，這樣的數值約有七五％至八〇％，源於你體內製造的膽固醇，而非你吃下去的膽固醇。其實，富含膽固醇的食物，反而能減少你體內製造的膽固醇。人體每天約製造兩千克膽固醇，是

從飲食攝取的膽固醇量的好幾倍，表示我們身體非常需要它。而且，儘管身體可以製造這麼多膽固醇，我們還是必須從飲食中獲取，飲食所含的膽固醇更可以被身體全部吸收、利用。如果只靠身體製造膽固醇，對肝臟而言將會是莫大的負擔。

要是你就像很多人，盡可能避免吃下含膽固醇的食物呢？身體將發送饑餓的危機訊號，你的肝臟接收到這樣的訊號之後，就會分泌HMG-CoA還原酵素，以

膽固醇高是否真有危險？

對冠狀動脈疾病而言，膽固醇充其量只是配角。光靠膽固醇難以預測心肌梗塞的風險。因心肌梗塞而住院治療的病人當中，有半數以上的膽固醇值在「正常」範圍。研究人員已證實，積極降低膽固醇無法減輕心肌梗塞的風險。心肌梗塞最重要的危險因子包括抽菸、酗酒、缺乏有氧運動、過重和吃太多含碳水化合物的食物。

一般醫師看到病人的膽固醇高達240 mg/dl或更高，就會開給他們降血脂藥物。這種觀念和做法都是錯誤的。正如前面所述，膽固醇是人體生理運作最重要的化學物質，與大腦的健康息息相關。因此，要判斷一個人健康與否，最好的參考指標，應該是糖化血色素（HbA1c）的數值，而非膽固醇的高低。我們不能把高膽固醇當成是健康的重大威脅。

利用飲食中的碳水化合物，製造膽固醇（這種酵素正是司他汀類藥物鎖定的目標）。如你所料，這形同火上加油：你一方面吃下過多的碳水化合物，另一方面又減少膽固醇的攝取，迫使身體製造更多的膽固醇。

因此，只有多吃膽固醇、少吃碳水化合物，才能扼止這種失控的現象。這也就是為什麼我說膽固醇高的病人可以不靠藥物，享受富含膽固醇的食物，才能使膽固醇正常。

那麼，膽固醇高到哪一個程度會有危險？好問題。三十年前，如果一個人的膽固醇是240 mg/dl，而且加上其他危險因子，如過重和抽菸，就屬於危險群。但自一九八四年的膽固醇共識會議之後，只要膽固醇超過200 mg/dl，不論是否有其他危險因子，就算異常。今天，標準則已降到180 mg/dl。如果你有心肌梗塞的問題又另當別論，不管你的膽固醇有多低，醫師還是會開給你降血脂藥，請你力行低脂飲食。

性功能障礙：都是源於你的腦子

我們現在已經知道膽固醇不是壞東西，它不只是大腦和身體健康所繫，也是我們長壽的關鍵。關於膽固醇，還有一點相當重要，但一般嚴肅的健康書籍並不會提及，也就是關係到性生活。膽固醇如何「助性」？

雖然我是神經科醫師，也治療許多性功能障礙的病人。有的有陽萎的問題，因此完全避免性生活，有的則必須借助於藥物，才能一展雄風。你應該從報章雜誌看過「藍色小藥丸」的廣告。藥廠保證，此藥必能讓你生龍活虎。我那些受房事困擾的病人，並不會要求我開這種藥的處方給他們，然而如果我問，除了神經方面的病症，可還有其他問題？這時，很多病人都會提到他們在性事方面遇到的障礙。

例如，一位七十五歲的退休工程師，因失眠和憂鬱症來找我診治。過去四十年，他一直靠吃安眠藥才能入睡，而在來就診的前兩、三個月，他的憂鬱症變得更加嚴重。在我見到他的時候，他已經吃了好幾種藥物，包括一種抗憂鬱劑、一種抗焦慮劑，以及對付勃起功能障礙的威而剛。首先，我為他檢驗麩質過敏。他很驚訝，他一直不知道自己對麩質過敏。他接受我的建議，開始吃無麩質的高脂飲食。過了一個月之後，我們用電話連繫，他告訴我好消息：他的憂鬱症已大有改善，也不再需要吃威而剛了。他非常感謝我。

大多數的人都同意，性和大腦有關。這種行為和情感、衝動、思想深深相繫，也與荷爾蒙、血液化學脫不了關係。如果你陷入憂鬱、睡不好，就像我的工程師病人，怎麼會有「性致」？然而，陽萎最常見的原因並非憂鬱症或失眠，而是前面不斷提到的問題：膽固醇低下。至今，研究已經證實：除非你體內的睪固酮正常（睪固酮並非男性的專利，女性的卵巢也會分泌睪固酮，對男女而言，睪固酮都是點燃性衝動的火種），否則你將難以享受魚水之歡。睪固酮的來源為何？就是膽固醇。但現在，每天有幾百萬美國人以飲食控制或服用司他汀類藥物，來降低膽固醇。他們是降低了膽固醇，卻也吹熄了欲火。難怪目前勃起功能障礙的問題這麼普遍，男人皆對「藍色小藥丸」趨之若鶩，睪固酮補充療法更是風行。

已有許多研究證實性功能與膽固醇的關係。[36]服用司他汀類藥物的病人常見的主訴之一，就是性欲減退。實驗室報告也顯示服用司他汀類藥物的病人，膽固醇會變得低下。[37]而這樣的病人，發生睪固酮低下的機率則會加倍。幸好，只要停用司他汀類藥物，多攝食含膽固醇的食物，情況就可逆轉。司他汀類藥物降低睪固酮的方式有二：一是直接使體內的膽固醇減少，另一則是干擾生成睪固酮的酵素。

英國在二〇一〇年曾進行一項研究：參與者有九百三十位男性，都有冠狀動脈疾病，研究人員檢測他們體內的睪固酮濃度。[38]結果發現，其中有二四%的人罣固酮低下。而罣固酮濃度正常者，死亡風險為一二％，但罣固酮低下者，死亡風險為二一％。這樣的結論直陳一個事實：如果你有冠狀動脈疾病，又有膽固醇低下的問題，你的死亡風險會高出很多。但是，仍有很多病人每天吃司他汀類藥物，努力降低體內的膽固醇……同時，也升高死亡風險。這聽來是不是很瘋狂呢？

我想，我說到這裡就可以了。

有關糖的真相

本章提到不少要點，大多是脂肪在大腦扮演的角色。但我們必須自問這幾個問題：如果你的大腦泡在糖裡面，會發生什麼事？本章開頭已提過碳水化合物會為我們帶來哪些疾病，但關於糖這種碳水化合物的禍害，必須再用一章的篇幅才能講明白。遺憾的是，這個主題未能引起媒體的關注。我們已漸漸知道糖與「糖胖症」、糖與心臟疾病、糖與脂肪、糖與新陳代謝症候群、糖與癌症風險等等的關係，至於糖與大腦功能障礙呢？

現在，你該睜大眼睛，好好端詳糖會對你的大腦產生什麼樣的影響了。

第四章

糖的甜蜜陷阱

從人類的演化史來看，我們的老祖宗可吃的糖主要源於水果，然而在一年當中，水果盛產的期間只有短短幾個月，另外就是蜂蜜，但蜂蜜總有蜜蜂守護。現今，幾乎所有加工食品都添加糖，要挑無糖的還真是難。天然的糖不易取得，人就大量製造，讓糖取之不盡，用之不竭。

——**拉斯提格醫師**（Robert Lustig）[1]

糖。不管是棒棒糖、幸運符麥片，或是一片肉桂葡萄乾麵包，我們都知道這種碳水化合物製品很不健康，特別是其中含有大量的高果糖玉米糖漿。我們也知道，因為吃下這麼多的糖，我們才會腰圍變粗、老是想吃東西、血糖控制不易、容易變胖、罹患第二型糖尿病，或是有胰島素阻抗的問題。但是糖和大腦究竟有何關連？

二〇一一年，《好卡路里，壞卡路里》（*Good Calories, Bad Calories*）[2]一書作者陶伯斯（Gary Taubes），在《紐約時報》發表了一篇非常精采的文章，題為〈糖有毒嗎？〉[3]陶伯斯不只在文中敘述糖的歷史，如何成為我們生活和食物不可或缺之物，也從科學的角度剖析糖如何影響我們的身體健康。他特別提到拉斯提格醫師的著作。拉斯提格是小兒荷爾蒙失調方面的專家，也是在加大舊金山分校醫學院研究小兒肥胖症的權威，他認為糖就是一種「毒素」或是「毒藥」。拉斯提格在書中探討各種糖在人體中代謝的問題，並未對這種「空卡路里」（即毫無營養價值的卡路里）的攝取多加著墨。

拉斯提格在描述純葡萄糖與餐桌上的糖有何差異時，常喜歡使用「相同熱量（isocaloric），但非代謝均等（isometabolic）」這樣的說法。純葡萄糖是最簡單的糖，而餐桌上的糖，則是由葡萄糖和果糖組成的（果糖是天然的糖，存在於水果和蜂蜜之中）。例如，我們從馬鈴薯攝取一百卡路里的葡萄糖，和吃下一百卡路里的糖（一半是葡萄糖，一半是果糖），身體代謝的方式完全不同，也有不同的結果。

為什麼呢？你的肝臟負責代謝糖裡的果糖，至於碳水化合物和澱粉中的葡萄糖，則由身體的每個細胞負責。因此，同時吃下果糖和葡萄糖，比起吃下相同卡路里的葡萄糖，你的肝臟會比較辛苦。

如果你是喝液體的果糖和葡萄糖，就像汽水或果汁，對你的肝臟也會造成負擔。糖用喝的（喝甜的飲料）和吃的（如從吃蘋果中獲得糖）大不相同。果糖是天然碳水化合物中最甜的。或許這正是我們超愛果糖的原因。然而，你可能想不到，在所有天然的糖中，果糖卻是升糖指數最低的。原因很簡單：因為肝臟已把大部分的果糖代謝掉了，因此對血糖和胰島素的衝擊較低，不像糖或高果糖玉米糖漿的葡萄糖，會進入全身循環系統，使血糖升高。可你別因此上當。雖然果糖沒有立即效應，但你的身體若是持續從人工食品攝取很多的果糖，長遠下來，還是會造成危害。

目前研究人員已經證實：吃下肚的果糖與人體葡萄糖耐受性異常、胰島素阻抗、高血脂和高血壓有關。由於果糖不會驅動胰島素和瘦素（**譯注**：瘦素〔leptin〕由脂肪組織合成的蛋白質荷爾蒙，主要作用在下視丘，以抑制食慾，並可增加能量消耗，藉此維持身體脂肪含量）這兩種和代謝調節有關的荷爾蒙，高果糖的攝食將會導致肥胖和代謝問題（我將在後面討論這對喜歡吃水果的人有何影響。幸好，我們仍可享受水果。大部分新鮮水果當中的果糖含量，遠低於人工食品當中的果糖）。

我們已知糖對身體各部位的影響，但還不知如果攝食過多的糖，大腦會如何。遺憾的是，媒體至今對這個議題甚少關注。關於這點，本章要解釋的問題有二：

● 攝食過多的糖對大腦有何影響？

● 大腦是否能區分不同種類的糖？代謝糖的方式，可會因糖的來源不同而有差異？

如果我是你，我將放下配咖啡的比士吉或堅果脆餅，正襟危坐。讀完這一章之後，你將會用完全不同的眼光看水果和甜食。

認識糖和碳水化合物的第一課

首先，我們必須先釐清幾個名詞。餐桌上的糖、水果所含的糖，和高果糖玉米糖漿究竟有何分別？這是個好問題。正如前述，果糖是存在於水果與蜂蜜中的天然糖份，就像葡萄糖，屬於**單醣**（monosaccharide，即不能再被水解成更簡單結構的醣），而我們加在咖啡或倒進餅乾麵糊的白砂糖，則是葡萄糖和果糖製成的，屬於**雙醣**（disaccharide，也就是由兩個單醣組成）。至於汽水、果汁等許多人工飲料、食品添加的則是另一種糖，其中果糖占五五％，葡萄糖占四二％，另外的三％則是其他碳水化合物。

高果糖玉米糖漿自一九七八年問世，因價格便宜，就取代砂糖，常用來添加在飲料和食品中。你應該聽過媒體大聲撻伐這種利用基因改造玉米分解、轉化而成的人工糖漿，說這種東西就是現代人肥胖的根源。但重點並不在此。雖然腰圍漸粗、肥胖與糖尿病等病症，可歸咎於高果糖玉米糖漿，然而其他的糖也一樣，畢竟這些糖都是碳水化合物，也就是有相同特性的生物分子。

碳水化合物是糖分子組成的長鏈，有異於脂肪（脂肪酸鏈）、蛋白質（胺基酸鏈）和DNA。但是你已經知道，並非所有的碳水化合物都是一樣的，身體對各種碳水化合物的反應也各有不同。其中一個不同點，就是某種碳水化合物會使血糖上升多少，會因而分泌多少胰島素。含碳水化合物高的飲食，特別是富含葡萄糖的，會使胰臟分泌較多的胰島素，以促使細胞儲存血糖。在消化的過程中，碳水化合物被分解之後，糖就釋放到血流之中，致使胰臟分泌胰島素，讓葡萄糖得以滲透到細胞。如果血糖一直升高，胰臟就得多分泌胰島素。

由於碳水化合物使血糖增加的速度最快，因此最容易讓人肥胖。凡是精製麵粉製造的食物（如麵包、早餐麥片、義大利麵）、澱粉（米飯、馬鈴薯、玉米等）都是碳水化合物。碳水化合物也有液體的，如汽水、啤酒和果汁。由於碳水化合物很容易消化，我們吃下之後，血液中就會充滿葡萄糖，胰臟也會分泌胰島素，使多餘的卡路里變成脂肪。

蔬菜中是否含有碳水化合物？像青花菜和菠菜這樣的綠色蔬菜，由於含有不易消化的纖維，因此需要較長的時間才能分解，葡萄糖釋放到血流的速度因而相當緩慢。再者，比起澱粉，蔬菜的含水量較高，又會使血糖上升的速度變慢。我們吃完整的水果時，其中含有果糖、水和纖維，因此也有「稀釋」血糖的效果。例如，你若是吃同樣重量的桃子和烤馬鈴薯，馬鈴薯使血糖上升的效果就要比桃子來得顯著。當然，我並不是說吃再多的水果都不會有問題。[4]

我們那住在洞穴的祖先當然也吃水果，只是並非一年到頭都有水果可吃，因此演化並未賜給我們大量消化果糖的能力——特別是我們吃的大都是人工製造的果糖。和一罐汽水相比，水果含的糖其實很少。一顆中等大小的蘋果，所含的糖約有四十四卡路里；反之一罐三百四十公克的可樂，所含的糖約有八十卡路里。如果你把幾個蘋果打成汁，濃縮成一瓶三百四十公克的飲料，這瓶果汁將有八十五卡路里，和一罐汽水差不多。

肝臟感應到果糖之後，就會將之轉化為脂肪，送到脂肪細胞。難怪早在四十年前，生化學家就說果糖是最容易讓人發胖的碳水化合物。如果我們吃下的每一餐都含有果糖，我們的肌肉組織就會對胰島素產生阻抗。陶伯斯在《我們為什麼會發胖》（*Why We Get Fat*）書中描述這種骨牌效應：「雖然果糖不會使血糖立即上升，但經過一段時間——也許在幾年後——很可能會使人產生胰島素阻抗，於是過多的卡路里就會變為脂肪。如此一來，我們體內燃料分配計的指針，最後還是會指向儲存脂肪。」[5]

糖會使人上癮，主要是我們常把果糖和葡萄糖加在一起（例如我們常拿起餐桌上的糖罐，把糖灑在食物上）。果糖雖然不會使血糖立即升高，但葡萄糖下肚，血糖就會升高，並刺激胰島素的分泌，提醒脂肪細胞準備儲存脂肪。我們吃下的糖愈多，身體就愈會把糖轉化為脂肪。如此一來，不只是肝臟會受害（脂肪肝），其他組織也會受到影響。不管你的外在是蘋果體型、鮪魚肚或啤酒肚，最糟的其實是體內緊緊包裹我們重要器官、那層看不見的內臟脂肪。

陶伯斯對碳水化合物和肥胖因果關係的分析非常精闢。他說，這樣的關連就像抽菸與癌症：如果沒有人發明香菸，肺癌就會成了罕見疾病。同樣地，如果我們不吃這麼多含碳水化合物的東西，那大胖子將很少見。[6] 我敢說，少了碳水化合物，除了肥胖，其他疾病如糖尿病、心臟病、失智症和癌症，也都不會那麼普遍。若要我從中挑選最罪大惡極的，那會是糖尿病。請好好注意你的血糖，別讓你的血糖飆升。

糖尿病敲響的喪鐘

我不得不再次強調避免糖尿病的重要性。如果你已拿到了糖尿病這張牌，也別氣餒，至少盡可能保持血糖平衡，以免輸了健康。在美國，六十五歲以上罹患第二型糖尿病的人，將近一千一百萬，加上尚未確診的人數，這對醫療而言，可說是嚴峻的考驗——因為這些人都可能得阿茲海默症。

我們現在已有堆積如山的證據，證明糖尿病與阿茲海默症的關連。但我們必須了解，糖尿病本身就是認知能力退化的主要危險因子，特別是血糖控制不佳的病人。舉例來說，二〇一二年六月《神經學檔案》刊登了一篇研究報告，研究人員分析三千零六十九位年紀較大的成人，看糖尿病是否會增加認知能力衰退的風險，以及血糖控制不佳是否會影響到認知表現。[7] 研究人員初次評估之時，參與者中有二三％已罹患糖尿病，而剩下的七七％則未罹患此症（研究人員刻意挑選背景迥異、健康良好的人）。研究人員進行長達九年的追蹤調查，發現在那七七％的人當中，仍有一小部分的人得了糖尿病。在這漫長的研究期間，參與者接受多次認知能力測驗。

研究人員得到的結論如下：「在原本健康情況良好的人當中，後來出現糖尿病、血糖控制不佳者，認知能力明顯衰退。這意味糖尿病愈嚴重，愈會使認知能力老化。」研究人員發現，與非糖尿病病人相比，糖尿病病人的心智能力明顯比較差。他們也注意到一點，早在研究之初，糖尿病病人的認知能力平均得分已低於控制組。此研究還發現，糖化血色素（HbA1c）的高低，與認知能力衰退的速率有直接關連。該報告作者並陳述：「血糖高會促成糖化終產物的生成、發炎和微血管疾病，進而導致認知能力的損害。」

在我解釋糖化終產物如何形成之前，先看一項早先的研究。二〇〇八年，梅約醫學中心研究人員在《神經學檔案》發表了一篇報告，觀察病人在罹患糖尿病期間會受到什麼樣的影響。換言之，罹患糖尿病多久之後會出現嚴重的認知退化。結果讓人驚訝到眼珠子快掉出來：如果一個人在六十五歲之前就得了糖尿病，輕微認知損害出現的機率會增加二二〇%。如已罹患糖尿病十年以上，輕微認知損害風險，則會增加一七六%。若病人已接受胰島素治療，這樣的風險將增加二〇〇%。作者群解釋，血糖持續偏高，會使人容易得到阿茲海默症，主要是因為「糖化終產物的增加」。[8] 糖化終產物到底是什麼？為何會使認知能力衰退、加速老化？我已在前一章簡要介紹過，接下來會有更進一步的解釋。

狂牛症與神經病症的線索

猶記得九〇年代中期，狂牛症在英國出現牛傳人的病例，引發全球恐慌。

一九九六年夏天，一個名叫霍爾（Peter Hall）的英國年輕人死於人類型的狂牛病（又名新型庫賈氏症）。霍爾死時才二十歲，已吃素多年。他會感染上狂牛病，應該是因為小時候吃的牛肉堡。不久，英國又出現多起病例（譯注：至二〇〇三年，英國狂牛症確定病例多達十八萬三千多個。此病在牛隻的潛伏期為二到八年，發病後二週到六個月內死亡），很多國家，包括美國，於是禁止英國牛肉進口。在科學家找出問題的源頭，得以消滅狂牛症之前，有些地區的麥當勞甚至暫不供應牛肉堡。狂牛症也叫做牛海綿狀腦病變。由於患病牛隻在發病後，最先會出現驚恐和易被激怒的瘋狂行為，因以為名。此病是由具傳染性的異常普利昂蛋白（prion protein）引起，不斷在神經元細胞內複製、堆積，造成細胞壞死。

儘管狂牛症不屬於典型的神經退化疾病，如阿茲海默症、帕金森氏症和漸凍症，然而這些疾病都和蛋白質結構的變異有關，只是阿茲海默症、帕金森氏症和漸凍症不會傳染罷了。

我們現在已知，有幾十種退化疾病與發炎有關，現在更知道這樣的疾病大都牽涉到蛋白質的變異，如第二型糖尿病、白內障、動脈粥狀硬化、肺氣腫等。普利昂疾病的獨特之處，在於這些異常的蛋白質會影響其他細胞的健康，使正常細胞出現病變，導致腦部損害和失智症。這種機轉和癌症很像，也就是綁架正常細胞，使細胞變得異常。科學家用老鼠做實驗，發現很多神經退化疾病都有蛋白質病變的共通點。[9]

蛋白質可說是我們體內最重要的結構。整個身體不但是由蛋白質構成，重要功能也得靠蛋白質啟動，就像身體這部機器的總開關。攜帶遺傳密碼的染色體，也是蛋白質和DNA的組合。蛋白質又是由胺基酸組成的結構，之後還會摺疊成特定形狀，以具有特殊的功能和活性，像是成為某一種酵素，才能順利調節身體機能或對抗感染等。

顯然，變形後的異常蛋白質就不能發揮原有的功能。更糟的是，這種變化是不可逆的，無法修復。如果蛋白質不能折疊成應有的形狀，除了喪失功能，在最糟的情況之下，還可能會具有毒性。儘管細胞有消滅變性蛋白質的能力，然而可能會因老化或其他因素而變得無能為力。有毒性的蛋白質會使其他蛋白質變形，引發身體的大災難。這也就是為什麼今天有很多科學家，致力於阻止變形蛋白質的擴散，以扼止病變的發生。

加州大學舊金山分校神經退化疾病研究所所長普拉斯納（Stanley Prusiner）因發現普利昂粒子，而在一九九七年榮獲諾貝爾獎（「Prion」一字也是由普拉斯納所創，意為「具有感染性的蛋白顆粒」〔proteinaceous infections particle〕）。二〇一二年，他所屬的研究團隊在《美國國家科學院院刊》發表了一篇極具里程碑意義的報告。他和研究同仁指出，與阿茲海默症有關的β-澱粉樣蛋白，和普利昂粒子的特性很像。[10]他們在實驗中，把β-澱粉樣蛋白注入老鼠大腦一側，再利用發光分子觀察老鼠腦部變化。結果發現，老鼠腦部會出現一連串損害，和阿茲海默症病人的腦部變化類似。

這個發現為其他腦部疾病提供一些線索。科學家開始把焦點放在變形的蛋白質對身體其他部位造成的衝擊。其實，這種「瘋狂蛋白質」和不少疾病脫不了關係。以第二型糖尿病為例，病人的胰臟就有這種蛋白質，胰島素的分泌因而受到影響（我們不得不問：這種蛋白質變形是否是長期血糖偏高造成的？）。又如動脈粥狀硬化這種膽固醇在動脈血管堆積的病症，也是蛋白質無法折疊成正確形狀造成的。我們也可在白內障病人眼球的水晶體，發現這種作惡的蛋白質。另外像纖維囊腫這種DNA缺陷造成的遺傳疾病，也可見CFTR蛋白質的疊合異常。異常蛋白質若堆積在肝臟，則會導致細胞死亡，而病人肺臟會因此出現過度抗發炎反應，而出現肺氣腫的徵兆。

我們已知蛋白質變性和很多疾病相關，尤其是神經退化疾病。下面一個問題就是：蛋白質折疊錯誤的原因為何？如果是纖維囊腫，答案很簡單，就是基因缺陷。至於其他病因成謎的病症，或是直到晚年才會發作的疾病呢？現在我們就來談談糖化終產物。

糖化反應是生化名詞，指糖分子與蛋白質、脂肪和胺基酸結合。這種反應也稱為梅拉德反應。二十世紀初的法國科學家梅拉德（Louis Camille Maillard）是第一位描述這種過程的人，因以為名。[11] 儘管他預測這種反應對醫學發展有重大影響，然而一直要到一九八〇年，醫學界致力於糖尿病併發症與老化的研究，才發現糖化反應的重要。

因糖化反應形成的糖化終產物，會使蛋白質纖維變形、失去彈性。你只要看看那些過早老化的人就知道了——臉上出現很多皺紋、臉皮鬆弛、膚色失去光澤，儘管年紀不大，已老態龍鍾。可見糖化終產物對皮膚老化的影響顯而易見。[12] 你也可以觀察一下老菸槍的臉：那蠟黃的皮膚也是糖化終產物造成的。抽菸者皮膚中的抗氧化物比較少，而抽菸又會加快身體和皮膚氧化的速度。由於他們體內嚴重缺乏之抗氧化物，就無法抵擋糖化過程帶來的傷害。對大多數的人來說，到了三十幾歲之後，因身體已習慣荷爾蒙的變化和環境的氧化壓力（包括日照傷害），就會開始顯現糖化反應帶來的老化徵象。

糖化反應就像發炎和自由基的生成，都是無可避免的。這是身體正常代謝和老化的產物。其實，現在皮膚科醫師已很了解這個過程。他們會利用VISIA皮膚分析儀（Visia complexion-analysis）精準分析出受測者皮膚的狀況。在儀器螢光的照射下，兒童的臉看起來比較黑，顯示比較少受到糖化終產物的影響，而成人的臉看起來非常明亮，這是糖與蛋白質結合的結果。

顯然，我們得好好限制或減緩糖化作用，或是破壞糖與蛋白質的結合。這就是抗老化的目標。然而，如果我們還是吃富含碳水化合物的飲食，只會加速糖化過程，而糖更是糖化的催化劑（有一個很好的益智問答題目：美國人飲食卡路里最大的來源為何？答案就是高果糖玉米糖漿。這種糖漿會使糖化作用加快十倍）。

蛋白質糖化之後，至少會出現兩個重大變化。首先，蛋白質會無法發揮原來的功能。其次，一旦蛋白質與糖結合，就會黏附上其他蛋白質，並造成破壞，從而影響其他蛋白質的功能。而蛋白質糖化也會引發自由基的增生，使組織受到損害，脂肪、其他蛋白質，甚至包括DNA也會受害。雖然蛋白質糖化是正常代謝的一部分，但要是過多蛋白質受到糖化，就會產生很多問題。糖化過於嚴重，不只會造成認知能力的衰退，也會帶來腎臟病、糖尿病、血管疾病，如同上面說的，也會使人老化。[13] 我們必須記住，體內的任何蛋白質，都可能因糖化作用而受到破壞，變成糖化終產物。因此，目前世界各地的科學家正致力研究，發明可減少糖化終產物生成的藥物。顯然，目前要避免糖化終產物生成，最好的方式就是減少糖的攝食。

除了會造成發炎和自由基的生成，糖化終產物也與血管遭受破壞有關，這可以解釋為何心血管疾病常伴隨糖尿病而生。正如前一章所述，如罹患糖尿病，得冠狀動脈疾病和中風的風險也會大增。很多糖尿病病人由於血管遭到嚴重破壞，致使供給大腦的血液出現問題。這樣的病人即使沒得到阿茲海默症，也可能罹患血管性失智症。

我曾在前面的章節為低密度脂蛋白LDL辯護。儘管LDL背負壞膽固醇的惡名，其實LDL是一種重要的蛋白質載體，負責把膽固醇運送到腦細胞。LDL如遭到氧化，才會對血管造成破壞。我們現在已經了解，一旦LDL被糖化，氧化作用更會加劇。

糖與氧化壓力可謂密不可分。若是蛋白質被糖化，會使自由基增生五十倍，造成細胞功能的喪失，最後甚至使細胞死亡。

因此，我們不由得注意到自由基的生成、氧化壓力與認知能力衰退之間的關係。我們已知，氧化壓力與腦部退化有直接關連。[14]研究顯示，脂肪、蛋白質、DNA與RNA一旦被自由基破壞，就會造成認知能力的受損，只是在很久之後才會出現像阿茲海默症、帕金森氏症、漸凍症等嚴重的神經病症。遺憾的是，到了診斷確立之時，已造成無可挽回的傷害。如果你想降低氧化壓力、減少自由基對大腦的破壞，底線就是減少蛋白質的糖化。你現在能做的就是少吃點糖。就是這麼簡單。

大多數的醫師會利用一種方式來測量病人蛋白質糖化的程度，也就是前面提到的糖化血色素（HbA1c）的檢驗。這是標準的實驗室檢驗項目，用以量測糖尿病病人血糖控制的情況。減少蛋白質糖化，對大腦健康至為重要。因此，糖化血色素代表的不只是九十天至一百二十天內的平均血糖值。

血色素是紅血球中的一種蛋白質，主要的功能是將氧氣帶到組織，並將二氧化碳帶離組織，而葡萄糖可以附在血色素上，被葡萄糖附著的血色素，稱為糖化血色素。雖然糖化血色素不能顯現一個人接受檢驗那一刻的血糖值，但可以呈現過去九十天的平均血糖值，因此極有參考價值。這也是為何研究常會利用糖化血色素的數值，以血糖控制的情況來看其他疾病的進展，如阿茲海默症、輕微認知損害和冠狀動脈疾病。

研究顯示，糖化血色素是重要的糖尿病危險因子，也和中風、冠狀動脈疾病和其他病症致死等相關，特別是糖化血色素高於六。

現在已有證據顯示，糖化血色素也和腦容量的變化有關。根據《神經學》期刊的一篇報告，研究人員以病人的MRI掃描結果，看哪一種檢驗和腦部萎縮有最大的關連性。結果發現糖化血色素的關連性最大。[15] 研究人員比較糖化血色素最低者（四．四到五．二）和最高者（五．九到九．〇）其大腦組織損害的程度。在

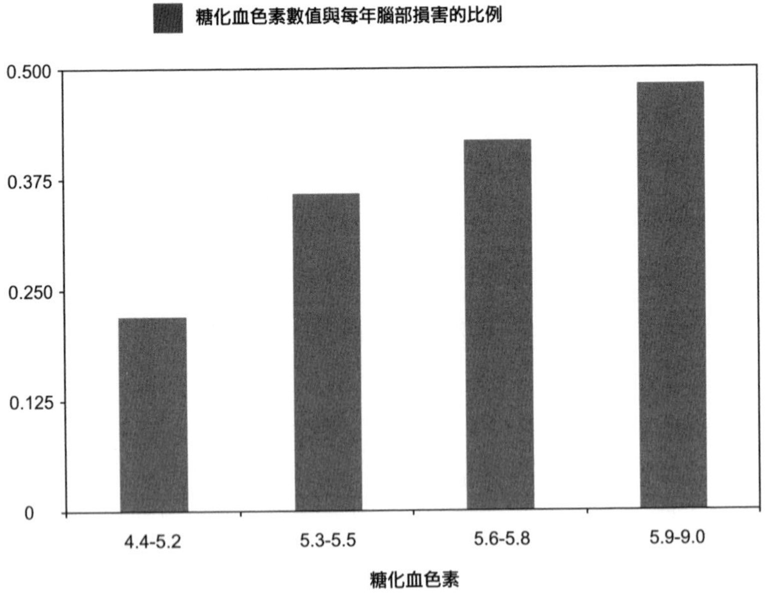

為期六年的追蹤調查期間，糖化血色素最高者大腦組織損害的程度，幾乎是最低者的兩倍。可見糖化血色素不只是血糖平衡的指標，數值過高還會影響到大腦。

糖化血色素的理想值在五．〇和五．五之間。請記住，如果你減少碳水化合物的攝食，加上減重並多做運動，將會改善身體對胰島素的敏感性，降低你的糖化血色素。

你也該知道，已有研究人員證實，未來罹患憂鬱症的風險也與糖化血色素有直接關連。有一項研究的參與者多達四千位以上，包括男性與女性，平均年齡為六十三歲，結果顯示，糖化血色素與憂鬱症的症狀有直接關連。[16] 因此，葡萄糖代謝能力欠佳，就是成人罹患憂鬱症的危險因子。蛋白質糖化對大腦而言，可說是一大壞消息。

最早的警訊

正如前述，要使血糖正常，萬不可讓胰臟過勞。如胰臟拚命分泌胰島素，儘管血糖正常，也是一種假象。了解這點之後，你就明瞭一個人在血糖升高，罹患糖尿病之前，體內的胰島素濃度早已升高。這也就是為何除了檢驗空腹血糖，還要檢查空腹胰島素。空腹胰島素偏高，代表你的胰臟已為了使血糖正常，過度努力分泌胰島素。這也顯示你吃了太多碳水化合物。再次強調，你不能光看血糖值正常，就掉以輕心；唯有檢驗空腹胰島素，才能知道你是否有胰島素阻抗的問題。

還需要更多的證據嗎？

幾年前，有人做了這麼一項研究。參與這項研究的人共有五百二十三人，年齡在七十歲到九十歲之間，都沒有糖尿病或血糖偏高。[17]然而，研究人員為這些人檢驗之後，發現很多人的空腹胰島素偏高，已出現胰島素阻抗。因此，這些人認知能力衰退的風險大為增加。

一般而言，空腹胰島素愈低愈好。在美國，男性空腹胰島素濃度的平均值為八．八μiU/mL（國際單位），女性則為八．四。由於美國人肥胖問題嚴重，加上嗜食碳水化合物，因此這樣的平均值遠超過理想值。如果對碳水化合物忌口，空腹胰島素可能降到二．〇或更低。這顯示胰臟沒有過勞，血糖控制得很好，得糖尿病的風險很低，完全沒有胰島素阻抗的現象。如果你的空腹胰島素偏高（也就是大於五），還是有改善的可能，我將在第十章告訴你怎麼做。

腰圍愈粗，腦子愈小

幾乎每一個人都知道肥胖是不健康的。然而，關於肥胖，你只要再多了解一點，就會更有動機甩掉身上的肥肉。

在我就讀醫學院那個年代，醫學界認為脂肪細胞主要是儲存多餘的熱量。今天，我們已知道脂肪細胞不只是如此，人類生理運作也會牽連到脂肪細胞。身體脂肪也是複雜的內分泌器官，會為身體製造荷爾蒙，因此不只是被動的角色。你沒看錯：脂肪也是一種器官。[18] 其實，脂肪可算是我們體內最勤勞的器官，除了可避免體溫散失，有助保暖，還有很多功能。

然而，我們必須小心一種脂肪，也就是包裹重要器官的內臟脂肪，肝臟、腎臟、胰臟、心臟和腸子之外，都可能被內臟脂肪包圍。內臟脂肪甚至比我們肚子上那圈肥肉、上手臂的蝴蝶袖、肥厚的臀部和大腿更可怕，因為這樣的脂肪是我們看不到、感覺不到、摸不到的。然而，我們或許可從圓滾滾的肥肚腩，想像裡面有多少肥油包裹著內臟（這也就是為何腰圍是衡量健康的重要量尺。腰圍愈大，就愈不健康，患病或死亡的風險也變大）。[19]

已有許多研究報告指出，內臟脂肪能驅動身體的發炎反應，阻撓荷爾蒙的正常運作。[20] 接下來，更會因此產生一連串的負面反應。其實，內臟脂肪本身也會出現發炎反應。內臟脂肪產生的荷爾蒙和發炎分子，會囤積在肝臟，如此一來，又會釀成另一回合的發炎反應。簡而言之，內臟脂肪不只是潛伏在樹木後面的猛獸，而是握有武器的恐怖份子。內臟脂肪與疾病有很深的關係，明顯的如肥胖和新陳代謝疾病，還可能帶來癌症、自體免疫疾病和腦部疾病。讀到這裡，你應可漸漸明瞭過多的身體脂肪、肥胖與腦部病變的關係，也知道引起發炎的化學物質會導致腦部退化。

在二〇〇五年一項研究中，研究人員量測一百多人的腰臀比，並與其腦部結構比較。[21] 研究人員也調查腦部變化和空腹血糖、空腹胰島素的關係。作者想要了解，肥胖是否會影響腦部結構。結果發現，腰臀比愈大（即腹圍愈大），則大腦記憶中樞（海馬迴）愈小。海馬迴愈小，記憶功能就愈差。研究人員還發現，腰臀比愈大，腦部出現小中風的風險也愈大，可見肥胖的確會影響腦部功能。作者論道：「這樣的結果與其他研究得到的證據相符，亦即肥胖、血管疾病和發炎三者，和認知能力的退化及失智症有關。」其他研究也證實，我們的體重每增加半公斤，大腦就會縮小一點。說來諷刺，身體變得愈大，腦子就會變得愈小。

不久前，加州大學與匹茲堡大學的神經學家，攜手進行一項為期五年的追蹤調查研究。他們檢驗了九十四個人的腦部造影。參與者年齡都是七十幾歲，沒有失智症等認知障礙問題，而且先前曾參加一項心血管健康與認知能力的研究。[22]研究人員發現，肥胖者（BMI大於三十），要比體重標準、健康的人看起來老十六歲。而過重者（BMI介於二十五和三十之間）則要比體重正常的健康者看起來老八歲。特別值得一提的是，與健康的對照組相較，肥胖者腦部組織會減少八％，而過重者則減少四％。減少的組織大都是在額葉和顳葉的部分，也就是腦部的決策區與記憶儲存區。研究人員指出，這樣的研究結果意義重大，讓我們對老化、過重和肥胖有更深的認識。由此看來，肥胖也會增加罹患阿茲海默症的風險。

我們更可從中發現一些惡性循環。吃太多和肥胖除了遺傳傾向，也和活動量、胰島素阻抗和糖尿病風險有關。糖尿病會影響體重控制和血糖平衡。如果一個人得了糖尿病，又常坐著不動，體內的組織和器官就會日益敗壞，大腦也會受到波及。一旦大腦退化、漸漸萎縮，就無法好好運作。亦即大腦控制食欲和體重的中樞都會失常，讓人吃得更多，血糖愈高，身上的肥油愈來愈多，致使大腦功能障礙更加嚴重。

我們必須了解，減肥是件刻不容緩的大事。一旦你身上多了一點肥油或贅肉，你的健康就會立即受到影響。因此，只要現在量測體脂肪，就可預測三十年後誰可能出現大腦病變。

二〇〇八年，加州科學家提出一份調查報告。他們整理、分析了六千五百位以上受試者，在六〇年代中期到七〇年代接受量測的數據，包括腰圍、大腿圍、身高和體重。[23]研究人員發現，三十多年後，當初體脂肪愈多的，罹患失智症的風險就愈高。在最初參與者中，一千零四十九位確診得了失智症。和體脂肪最少者相比，體脂肪高者罹患失智症的風險，幾乎要高出兩倍。作者下結論說：「內臟脂肪不只可能引發糖尿病和心血管疾病，也是失智症的危險因子。」

你不知道的減重好處

研究一再證明，透過飲食控制的減重方式，對提升胰島素敏感性有很大的幫助。有一群醫師評估一百零七位年齡超過六十五歲、有肥胖問題的人，時間長達一年，看其胰島素對口服葡萄糖的反應。[24]研究人員想知道下面三組人有何差異：一是以飲食控制實行減重計劃者，另一是實行運動計劃者，第三組則是同時實行飲食控制和運動計畫者。另外還有一群人則是對照組。六個月後，發現實行減重計畫者，其胰島素敏感性提高了四〇％。同時實行飲食控制和運動計畫者，也有同樣的改變。只有運動但未實行飲食控制者，其胰島素敏感性則沒有變化。一年後，減重組的胰島素敏感性提高了七〇％，而同時實行飲食控制和運動計畫者成效更佳，胰島素敏感性提高了八五％，至於只運動未控制飲食的那一組，還是遠遠落後，其胰島素敏感性並沒有任何改善。

結論再明顯不過：只要改變生活習慣，消除脂肪，不但可增進胰島素敏感性，還能降低得糖尿病的風險（更別提種種腦部疾病）。如果你除了控制飲食，還能積極運動，好處更大。

你現在應該已經知道我建議的飲食為何，也就是富含健康脂肪（包括膽固醇）的低碳水化合物飲食。如果你不相信這樣的飲食是好的，請看最新研究。去年《美國醫學會期刊》刊登了一篇研究報告，探討肥胖和過重的年輕人採行三種不同飲食方式的結果。[25] 每一個參與者採行其中一種飲食方式，時間長達一個月：第一種是低脂飲食（六〇％的卡路里來自碳水化合物，二〇％來自脂肪，另外二〇％來自蛋白質）；第二種是低升糖飲食（四〇％來自碳水化合物，四〇％來自脂肪，另外二〇％來自蛋白質）；第三種則是低碳水化合物飲食（一〇％來自碳水化合物，六〇％來自脂肪，三〇％來自蛋白質）。這三種飲食提供的熱量相同，但採行低碳水化合物、高脂飲食那組減重成效最佳。研究人員也在實行飲食實驗那四週內，檢驗了參與者的胰島素敏感性，發現低碳水化合物那組的胰島素敏感性改善最大，幾乎是低脂飲食那組的兩倍。至於三酸甘油脂——檢測心血管疾病風險最重要的指標——採行低碳水化合物飲食那組平均為六十六，而低脂飲食那組則為一〇七（三酸甘油脂偏高，也代表攝取太多碳水化合物）。作者指出，這樣的結果顯示，採行低脂飲食者的體重反而更容易增加。顯然，要達到減重之效，最佳組合應是採行富含有益脂肪的低碳水化合物飲食法。

其他還有不少研究也有同樣的結論：低碳水化合物、高脂飲食，要比低脂、高碳水化合物的飲食來得有益，不管從體內化學作用或腰圍來看，都是如此。低碳水化合物的飲食對健康影響層面很廣，明顯優於其他飲食方式，包括減重成效、胰島素敏感性的改善、血糖控制，以及C反應蛋白（即發炎指標）的降低。其他飲食方式則可能增加不少健康風險，如罹患腦部功能障礙、頭痛、慢性偏頭痛、焦慮症、注意力不足過動症和憂鬱症等。如果我說低碳水化合物、高脂飲食能使你畢生神智清明，但這點對你而言，仍不是足夠的誘因，請你考慮這種飲食對你的心臟及其他器官的好處。

二〇一三年三月，《新英格蘭醫學期刊》刊登了一篇報告。這是項具有里程碑意義的大型研究，參與者的年齡在五十五歲和八十歲之間。這些人因採行地中海飲食，罹患心臟疾病和中風的風險，要比採行低脂飲食者少三〇%。[26]低脂飲食會有害健康，是因為烘焙穀物吃太多，而健康油脂攝食不足的緣故。由於這個結果過於震撼，影響層面很大，研究人員不得不提早結束這項研究計畫。地中海飲食富含橄欖油、堅果、魚類、蔬果，甚至常以酒佐餐。雖然地中海飲食也包含穀物，但已經很接近我提倡的飲食計畫。如果你把地中海飲食所有含有麩質的食物去除，少吃糖分高的水果和不含麩質的碳水化合物，那就是完美的不含穀物、有益大腦的飲食。

一天一蘋果？

醫生遠離我？錯了，即使你每天吃一顆蘋果，也不能永保安康。儘管有人對我的飲食建議不以為然，例如：「怎麼可能吃下一堆脂肪而不會變胖？」其實，這是個好問題。不久我就會進一步解釋這樣的弔詭。吃的東西以脂肪為主，不吃任何碳水化合物，聽來似乎不可思議到讓你心生疑問：這樣怎麼可能活下去？事實上，這樣才能活得好好的。如果我們要保護基因，更必須這麼做。儘管你相信食品製造商的說法，但可別忘了，過去兩百六十萬年以來，人類就是靠以脂肪為主的食物存活下來的。為什麼要改變？正如你所讀到的，我們改以碳水化合物為主要的食物，少了脂肪，但身上的肥肉卻增加了。

如果我們要反轉飲食趨勢，身體變回精瘦、靈活，腦筋更加清楚，那就得好好認識大腦。

第五章

腦細胞再生的神奇開關

大腦這個系統比我們想像的要來得開放。在大自然的設計之下，我們得以感知、接受來自周遭世界的訊息。為了讓我們適應這個不斷變動的世界，大自然也賜給我們一個會自我改變的腦子。

——鐸義吉（Norman Doidge），
《會自我改變的大腦》（*The Brain That Changes Itself*）

人自詡為萬物之靈。照理說，我們的大腦就像一部完全的機器，直到我們嚥下最後一口氣為止，都不會故障。而且，大多數的人都誤以為年紀大了，腦子就會變得不靈光，認為這就是衰老的一部分，無可避免的命運，就像聽力喪失或是皺紋。

這種印象錯得離譜。關鍵問題在於，我們的遺傳基因，並不適合過現在這種生活。就是如此。今天我們罹患的很多疾病，大抵都是源於生活型態與基因傾向不合。我們還來得及扭轉這樣的命運，回復DNA原來的設定。我們甚至可以重新編寫身上的一些DNA，讓身體功能變得更好。這可是事實，不是科幻小說。

我們常可以聽到有人這麼說：「因為我有……的家族病史，我或許會得這種病。」沒錯，我們是否會罹患某種疾病大部分早已注寫在基因中，但是根據最新醫學研究，我們還是能扭轉這樣的命運。

目前最熱門的研究就是表觀遺傳學（epigenetics）。科學家發現，表觀基因有所謂的操控標記（mark），這種標記會讓某些基因沉寂，而讓某些基因表現出來。表觀基因的操控標記就像管絃樂團的指揮，也可說是身體健康和長壽的遙控器，甚至關係到你如何把基因傳給子子孫孫。每天，在日常生活中所做的種種選擇，都對基因的活動有重大影響，像是選擇吃哪些食物、經歷的壓力、做不做運動、睡眠品質，還包括人際關係，凡此種種，都會影響到我們的基因表現。我還要告訴各位一個令人振奮的消息：與健康長壽有關的基因中，有七成以上的基因表現都是我們可以改變的。

本章將解釋，我們如何加強健康基因的表現，同時抑制那些驅動發炎和自由基的基因。與發炎和自由基生成有關的基因，很容易受到食物的影響，就看你選擇的是高脂飲食或高碳水化合物的食物。我在後面章節提供的建議，正是依據本章的資料佐證。

神經再生的故事

是否你每喝下一杯雞尾酒，就有幾千個腦細胞因此死亡？其實，打從出生開始，我們的神經元不知已更新幾回了。只要我們還活著，神經元就會不斷新生。我們也能藉由新生的腦細胞強化既有的神經迴路，創造出全新的、精細的神經連結。然而，傳統神經科學的思維並非如此。我有幸在就讀醫學院時期，利用當時最新科技，參與神經再生的新發現。話說在七〇年代初期，瑞士剛開發出一種可用在腦神經外科的顯微鏡。美國的神經外科醫師也急於利用這種新技術，但不久就碰到問題了。

儘管利用這種顯微鏡的操作很簡單，神經外科醫師卻發現他們對顯微神經解剖學很茫然。那時，我才十九歲，剛升上三年級。有一天，我接到佛羅里達旋茲醫院（Shands Teaching Hospital）外科主任羅敦醫師（Albert Rohoton）打來的電話。羅敦醫師正在推廣顯微外科手術，想要製作顯微神經解剖學圖譜，問我可否在暑假過去幫忙。我們因為這項研究，後來發表了一系列研究報告及多篇可出版的文章，讓神經外科醫師得以依據這樣的圖譜進行腦部手術。

除了解剖學圖譜，我們還有機會更進一步發展顯微神經外科手術，包括手術器械和手術方式的創新。由於我一天到晚都在利用這種顯微鏡，像修理腦部微細血管這樣脆弱又精密的組織，對我而言就很得心應手。在腦神經外科顯微鏡問世之前，這樣的手術可說是不可能的任務，如不幸失敗，後果難以收拾。我們的實驗室因為在顯微神經外科這個新的領域立下非凡的成就，而舉世聞名，也吸引了世界各地的醫學教授前來觀摩。

不久，西班牙有一群神經外科醫師組成代表團來參觀訪問，之後邀請我前去著名的馬德里卡哈爾醫學中心（Centro Ramon y Cajal）繼續研究。雖然該院的顯微神經外科手術才剛開始發展，他們的成員皆全力以赴，特別致力於腦部血流供應的研究。我能有機會協助他們，實在深感榮幸。這家醫學中心，是為了紀念在一九〇六年以大腦微觀結構研究榮獲諾貝爾醫學獎的聖地牙哥・拉蒙・卡哈爾（Santiago Ramon y Cajal），因以為名，醫學中心的牆上到處都掛著他的玉照。他不但是病理學家，甚至被譽為現代神經醫學之父。西班牙能出現這麼有影響力的科學家，我的西班牙同事都引以為榮。他留了幾百幅手繪圖（如神經細胞圖等），可謂精準、絕美，至今仍有很大的參考價值。

我在馬德里研究期間，對卡哈爾醫師的了解日深，不由得讚嘆他對人類腦部解剖結構和功能的鑽研。他最重要的信念之一，就是大腦神經元是獨特的，除了本身的功能特殊之外，大腦神經元不像其他細胞有再生的能力。例如肝臟會生出新的肝細胞，身體其他組織，如皮膚、血液、骨頭和腸子的細胞，也都能再生。

我承認，我曾十分相信這樣的理論，也就是腦細胞不會再生。儘管如此，我心中仍有疑問：為什麼人類腦細胞不會再生？麻省理工學院的研究人員已證實，老鼠腦部的神經元終其一生都有再生的能力，身體其他組織也都有再生能力，只有不斷再生，才能生存適應。例如有些血液細胞每幾小時就會生成新的，味覺感受細胞每十天就會更新，皮膚細胞每一個月就長出新的，肌肉細胞每十五年則會完全換新。

近十年，科學家發現心肌也會汰舊換新，並非如我們所想的，從出生開始完全不變。[1] 在我們二十五歲之時，心肌細胞每年有一％會換新，但到了七十五歲，更新頻率則每年不到〇．五％。真難相信我們直到最近才了解這個現象。現在，我們終於解開大腦結構之謎，發現其自我更新的能力。

由於當時的技術有限，因此卡哈爾醫師不知道大腦如此具有可塑性。那時，

DNA密碼還無解，科學家也還不甚了解基因對身體功能的影響。一九二八年，卡哈爾在他的重要著作《神經系統的退化與再生》（*Degeneration and Regeneration of the Nervous System*）一書陳述：「成人的神經路徑是固定、封閉、不變的。每一個神經細胞都可能死亡，之後或許不會再生。」[2]如果要我修改，以符合今天我們已知的醫學，我會把「**固定**、**封閉**、**不變的**」這些字眼，改為「**有彈性**、**開放**、**可變的**」。我會說，我們的腦細胞可能會死亡，但大都可以再生。其實，我們今天對大腦和神經元功能有這樣的認識，卡哈爾功勞很大。他甚至領先同一時代的研究者，想要了解發炎的路徑，只是他認為「大腦是固定不變的結構」，這想法是錯誤的，直到二十世紀末，我們才了解大腦有多靈活、多變。

我在前一本書《當薩滿巫士遇上腦神經醫學》（*Power Up Your Brain: The Neuroscience of Enlightenment*）與合著者維洛多（Alberto Villoldo）講述我們如何利用科學了解人類神經再生的天賦。雖然科學家早已在其他幾種動物身上，證明神經是可以再生的，直到九〇年代，才專注於人類神經再生的驗證。[3]一九九八年，《自然醫學》期刊刊登了瑞士神經學家艾瑞克森（Peter Eriksson）的研究報告，讓世人知道我們的大腦有一群神經幹細胞可不斷補充、分化成大腦的神經元。[4]艾瑞克森說的沒錯：我們每分鐘都在體驗大腦的「幹細胞療法」。神經可塑性的新科學，於焉誕生。

人類的神經元，終其一生皆可再生，這個發現讓全世界大為振奮，因為所有腦部疾病的治療似乎出現了一線曙光。[5]科學家希望能從中找到阻止腦部疾病的線索，甚至得以逆轉，進而治癒。神經再生也為新的療法鋪路，使罹患嚴重腦疾的病人得以獲得新生。我們可從鐸義吉《會自我改變的大腦》一書看到許多真實故事，了解大腦是有可塑性的，以及人類的無窮潛力。[6]如果中風的病人能再開口說話，大腦先天缺損的人，能訓練自己的大腦重新建立神經迴路，並發揮完全的功能，也許以後我們就不必害怕腦袋變得空洞，失去記憶和思考能力。

但我們有一個迫切的問題：新的大腦神經元要如何才能生成？換言之，影響神經再生的因素為何？我們如何強化神經自然生成的過程？

其實，這個過程就是由我們身上的DNA控制的。明確地說，位於第十一對染色體上的基因，負責一種名叫「腦源性神經生長因子」（brain-derived neurotrophic factor）的生成。這種生長因子是一種蛋白質，簡稱BDNF，除了是神經元再生的關鍵，也有保護神經元的功能，促使突觸成形，讓神經元可互相連結——這對思考、學習和更高層次的大腦功能非常重要。研究顯示，阿茲海默症病人的BDNF有減少的現象。由於我們已對BDNF有相當的了解，因此不會驚訝。[7]教我們意外的是，BDNF和多種神經病症也有關連，包括癲癇、神經性厭食症、憂鬱症、精神分裂症和強迫症。

我們現在已經相當了解影響DNA製造BDNF的因素。幸好，這些因素都是我們可以掌控的。啟動BDNF基因的關鍵有好幾種，都和生活習慣有關，包括運動、卡路里的限制、生酮飲食法，以及補充某些營養素，如薑黃素和富含DHA的omega-3脂肪酸。

這真是寶貴的一課，如此一來，我們就有努力的方向。因為上述生活習慣都是我們可以做到的，就看你是否願意啟動腦細胞再生的開關。接下來，我們將逐一探討。

運動對大腦的影響

關於這點，第八章將會更深入討論，看我們如何透過運動避免認知能力的退化。簡而言之，運動就是改變基因最有效的方式。運動不只能增進你的心肺功能、鍛鍊肌肉，也能使你的基因獲益。特別是有氧運動，不但能啟動和長壽有關連的基因，也能驅動BDNF基因，也就是大腦的「生長荷爾蒙」。說得更明確一點，有氧運動能使BDNF增加，增進中老年人的記憶，促進大腦記憶中樞長出新的腦細胞。因此，運動不只是能讓你體態健美，心臟強而有力，對大腦的保健更是至關重要。從人類演化的角度來看，體能活動不只可以讓人提高記憶力。在一百萬年前，我們因為可以直立行走、奔跑，因此可以超越大多數的動物，最後甚至使我們成為萬物之靈。身體多動，大腦才能更加靈活。儘管衰老是人必經的歷程，我們還是能透過運動保持大腦的功能。

卡路里的限制

啟動BDNF基因另一個重要因素，就是卡路里限制。目前已有不少研究人員證實，動物減少卡路里的攝取（一般減少三〇％），則大腦BDNF將會增生，記憶力和認知功能也都大有改善。雖然動物實驗是一回事，套用在人類身上又是另一回事，但目前已有足夠的研究證據，證明減少卡路里的攝取，對大腦功能的增進有很大的幫助。我們可在許多著名的醫學期刊看到相關研究報告。[8]

例如二〇〇九年一月，《美國國家科學院院刊》就刊登了德國研究人員的報告。在這項以老人為受試者的研究中，受試者被分為兩組——一組卡路里攝取量減少三〇％，而另一組則沒有限制，愛吃多少就吃多少。之後，研究人員量測這兩組人的記憶功能。經歷了三個月的試驗之後，研究人員發現，飲食沒有限制那組，記憶功能明顯有點退化，而減少卡路里攝取量那組，記憶功能則大有增進。我們已知目前能增進大腦健康的藥物很少，研究人員因而下結論道：「從這樣的結果看來，我們已有新的對策，知道如何在老年保持良好的認知能力。」[9]

國家衛生院的麥特森（Mark P. Mattson）提出更進一步的證據，指出限制卡路里的攝取可增進大腦功能，避免罹患腦部退化疾病。他在報告中提到：

> 我們可從流行病學資料得知，卡路里攝取量低的人，可減少罹患中風和神經退化疾病的風險。每人平均消耗的食物量，與阿茲海默症、中風等疾病的風險有重大關連。以人口為基礎的對照研究結果顯示，每日卡路里攝取最少的族群，罹患阿茲海默症和帕金森氏症的風險也最小。[10]

麥特森指的是一項以奈及利亞家庭為對象的調查研究。在這些奈及利亞家庭中，有些移民美國。很多人相信，阿茲海默症是遺傳而來，源於你身上的DNA，但這項研究告訴我們不一定是如此。研究顯示，移民美國的奈及利亞人與留在奈及利亞的親戚相比，罹患阿茲海默症的比例較高。從遺傳體質來看，移民美國的奈及利亞人與其親戚應該是相同的。[11] 因此，最大的變異就是環境——更明確地說，應是攝取的卡路里量不同。研究人員把焦點放在攝取高卡路里飲食對大腦造成的損害。

減少攝取三〇％的卡路里，感覺似乎很困難，請參看下面資料：目前，我們一天攝取的卡路里，要比一九七〇年多五百二十三大卡。[12] 根據聯合國糧食及農業組織的統計，美國成人平均每日攝食三千七百七十大卡。[13] 大多數的人都認為，對男人而言，「正常」卡路里攝取量為二千二百五十大卡，而女人則是二千大卡（如活動量或運動量大者，則需攝取更多）。即使卡路里攝取的量減少三〇％，也不過是從三千七百七十大卡，降為二千六百四十大卡。

我們會吃下這麼多卡路里，主要是因為吃很多甜的東西。平均每一個美國人，每年吃下的精製糖多達四十五公斤到七十三公斤。難怪在過去的三十年中，美國人攝食的糖增加了二五％。[14] 因此，只要限制糖的攝食，就能大幅減少卡路里。這對減重可說有相當大的好處。其實，肥胖除了血糖會上升，也與BDNF的減少有關。請記住，BDNF的增加也有抑制食欲之效。因此，少吃一點糖可帶來雙重效益。

如果上面的數據還不足以說服你。我將在第七章提出更多的證據，看斷續性的斷食，如何啟動BDNF的生成。

利用卡路里的限制來治療神經病症，對現代科學而言已非新聞。遠古時代的人早就發現斷食的好處。翻開醫學史來看，治療癲癇第一個有效的療法，就是限制卡路里。然而，我們現在已經了解為何限制卡路里這麼有成效。因為這麼做可使神經獲得保護、讓新的腦細胞增生，並擴大既有神經連結的影響力（亦即神經可塑性）。

科學家已在幾種物種上做實驗（如蛔蟲、囓齒類動物、猴子），證明減少卡路里的攝取可延年益壽；也有研究人員證實，減少卡路里的攝取，有助於降低阿茲海默症與帕金森氏症的發生率。現在，我們已知這和粒線體功能與基因表現控制的增進有關。

我們已知攝取少一點卡路里，能減少自由基的生成，同時粒線體產生的能量也能提高。粒線體是身體細胞產生能量的地方，此能量就是ATP（三磷酸腺苷）。粒線體有自己的DNA，我們現在已知粒線體與退化性疾病和癌症，有重要關連。卡路里的限制也可大幅減少細胞凋亡——也就是細胞自我毀滅的過程。

細胞凋亡是由細胞內的遺傳機制啟動，是一自然的、程序化的死亡。凡是活的組織或器官，細胞數目和組織大小的控制，或是正常新陳代謝的細胞更新，都必須透過細胞凋亡來完成。此外，卡路里的限制也會使發炎因子減少，而神經保護因子則得以增加，特別是BDNF。卡路里限制也會使去除自由基的酵素和分子增加，讓身體自然的抗氧化作用得以增強。

二〇〇八年，聖地牙哥智利大學的阿拉雅（Veronica Araya）提出一份研究報告。此研究受試者皆為過重和肥胖者，他們在三個月內，採行卡路里限制飲食（比原本攝取的卡路里少二五％）。[15]阿拉雅及其研究同仁發現這些受試者的BDNF增加許多，食欲也明顯減少。也有反向研究顯示相對的一面：攝取高糖飲食的動物，其BDNF會減少。[16]

科學家已知有一種分子與卡路里限制及腦細胞再生有關，也就是sirtuin-1酵素（簡稱SIRT1）。這種酵素能調節基因表現。有人曾以猴子進行動物實驗，發現SIRT1的啟動，可使一種酵素分解澱粉樣蛋白的作用變得更強——澱粉樣蛋白的累積就是阿茲海默症等神經退化疾病的重要特徵。[17]SIRT1的啟動也可改變某些細胞上的接受器，進而降低發炎反應。或許SIRT1路徑的啟動，最重要的就是BDNF的增多。BDNF不只能促使腦細胞增生，還能使這些細胞分化為負有特別任務的神經元。而這一切都是以卡路里限制為前提。因此，我們可以說，BDNF

可強化學習和記憶力。[18]

生酮飲食法的好處

卡路里限制不只能啟動SIRT1路徑，使BDNF增加，既有保護大腦的功效，還能加強新的神經元網絡再生。而這樣的路徑也能藉由特別的脂肪酮來啟動，也就是所謂的生酮。對大腦的能量運用而言，最重要的脂肪就是β-羥基丁酸（β-HBA），我們將在下一章深入介紹這種脂肪。這也就是為何早在一九二〇年代，已有醫師利用生酮飲食來治療癲癇病人。

目前，生酮飲食也用於治療帕金森氏症、阿茲海默症、漸凍症，甚至包括自閉症。[19] [20] [21] 根據二〇〇五年的一項研究，帕金森氏症病人只是採行為期二十八天的生酮飲食療法，症狀即大有改善，成效甚至勝過藥物和腦部手術。[22] 阿茲海默症的病人採行富含高脂（如中鏈三酸甘油脂，簡稱MCT油）、低碳水化合物的飲食，認知功能就有明顯的進步。[23] 由於利用椰子油加工合成的MCT油富含β-羥基丁酸重要的前導分子，可用來治療阿茲海默症。[24] 生酮飲食也有助於減少澱粉樣蛋白在腦中的堆積量，[25] 可使海馬迴中的麩胱甘肽增加，麩胱甘肽就是保護大腦的自然抗氧化物。[26]更重要的是，生酮飲食可以刺激粒線體的成長，增加身體代謝效率。[27]

過去科學家大抵認為，人體自然產生的酮體主要源自肝臟，現在終於知道大腦的星形膠質細胞（astrocyte）也能製造酮體。酮體具有保護神經的功能，能降低自由基在大腦中生成，增加粒線體的合成作用，使有益大腦的抗氧化物得以產生。此外，酮體也能阻斷細胞凋亡的路徑，以免大腦細胞自我毀滅。

可惜酮體向來背負不少惡名。我還記得我當實習醫師的時候，有一次被護理師叫醒，要我去治療一個糖尿病酮酸中毒的病人——這是所有醫師、醫學生和實習醫師都怕的燙手山芋。

這種病症通常發生在第一型糖尿病病人身上，如體內無足夠的胰島素代謝葡萄糖，使之變為燃料，體內脂肪就會開始分解；分解脂肪的酵素活性增加，脂肪酸就大量釋出，進而產生酮體。血液中的酮體濃度太高，同時身體失去碳酸氫鈉，於是出現酸中毒的現象。一般而言，病人也會因為血糖過高而產生滲透性利尿作用，水份由尿液大量喪失而脫水。這是必須立即處理的急症。

這種情況很罕見，通常是第一型糖尿病病人未規律注射胰島素造成的。人類經過長久的演化，如血液中的酮體不算太高，身體還能應付。其實，這也是人類在動物王國獨具的能力，或許是因為我們的腦占身體的比重比較大，腦部需要的能量較高。如我們處於休息狀態，身體中二〇%的氧都是大腦消耗的，相形之下，身體耗費的氧只占二%。從演化的角度來看，在血糖耗盡之時，利用酮體做為能量來源有其必要，如此人類才能繼續打獵、採集。換言之，人類在演化的過程中，是因為酮體才能熬過食物短缺的考驗，得以存活。套用陶伯斯的話：「輕微酮酸中毒是人類代謝的自然狀態。如果我們沒吃碳水化合物，就會如此。畢竟，翻開人類史來看，九九．九九%的時間都沒有碳水化合物可吃。因此，輕微酮酸中毒不但是自然的，甚至對人體是有益的。」[28]

薑黃素與DHA

由於科學家發現薑黃素和大腦保健有關，薑黃素於是成為熱門的科學研究目標。我們常用的香料薑黃，就含有豐富的薑黃素。早在幾千年前，中國醫學和印度的阿育吠陀醫學，已知用薑黃入藥。我們已知薑黃有抗氧化、抗發炎、抗真菌、抗細菌等功效，而讓全世界腦神經學家驚豔的是，薑黃還有增加BDNF的能力。流行病學家已發現，大量食用薑黃的族群，失智症的發生率特別低（關於薑黃素更進一步的探討，請參看第七章）。

近來，能增強腦部功能的分子之中，最受到矚目的，莫過於DHA（docosahexaenoic acid，二十二碳六烯酸）。科學家對這種物質如此熱中的原因，至少有三。

首先，人腦的三分之二是脂肪，而這些脂肪中有四分之一是DHA。從結構上來看，DHA就是建構腦細胞的細胞膜的材料，特別是突觸，而我們已知大腦要能發揮效能，關鍵就在突觸。

其次，DHA可調節發炎。這是因為DHA會自然減少COX-2酵素（第二環氧化酵素）的活動，因此可抑制發炎化學物質生成，減少破壞。DHA就像戰士，可對付不良飲食帶來的逆境，例如麩質過敏致使小腸絨毛損壞，DHA就可對抗腸壁發炎，也可阻止高糖飲食帶來的破

冥想的力量

冥想並不是被動的活動。研究顯示，經常冥想的人，罹患腦部疾病或其他病症的風險也低很多。[29]冥想需要花時間學習和練習，但有多重好處，可使人延年益壽。如想了解冥想的技巧，可參看我的網站（www.DrPerlmutter.com）提供的資料。

壞，特別是攝取過多的果糖或碳水化合物，避免腦部代謝障礙。

第三，DHA能調節BDNF生成的基因表現，這或許是最令人振奮的一點。簡而言之，DHA能指揮、統合腦細胞的生成、連結與活力，同時加強大腦的功能。

最近研究人員完成了一項雙盲介入性試驗，簡稱為MIDAS（DHA增進記憶力研究）。參與這項研究者共有四百八十五人，平均年齡為七十歲，皆有輕微的記憶問題。研究人員給參與者服用含有DHA海藻或安慰劑。[30]六個月後，試驗結束時，研究人員發現服用DHA那組不只血中的DHA濃度上升，腦部功能表現更佳。首席研究員約爾克─莫若（Karin Yurko-Mauro）論道：「在我們的研究中，抱怨記憶力不如以往的健康受試者，在服用含DHA的海藻膠囊六個月後，評估他們的學習與記憶表現測驗結果，與服用安慰劑那組比較，出錯率少了二倍……顯示他們的學習和記憶技能，差不多與小他們三歲的人相同。」

另一項研究的參與者多達八百一十五人，年齡為六十五歲到九十四歲。研究人員發現，攝取最多DHA的人，罹患阿茲海默症的風險降了六〇％。[31]這麼看來，DHA的功效勝過其他很受歡迎的脂肪酸，如EPA（二十碳五烯酸）和亞麻油酸。弗明翰心臟研究也指出，DHA對大腦有絕佳的保護功效。研究人員對八百九十九位男性和女性，進行長達近十年的追蹤研究，發現血中DHA濃度最高者，罹患失智症和阿茲海默症的機率減少四七％，而且每週吃兩份魚以上的人，罹患阿茲海默症的機率可降五九％。[32]

我們如何增加DHA？我們的身體能製造少量的DHA，因此光靠身體自然生成的DHA是不夠的。雖然我們也能從膳食中omega-3脂肪酸和α-亞麻油酸合成DHA，仍無法完全從食物獲得所需的DHA。我們每天至少需要二百到三百毫克的DHA，但大多數美國人攝取的量，甚至不到這個目標的二五％。在第十章，我將告訴你怎麼吃和補充，才能獲得充分的DHA。

有些父母會帶有行為問題的孩子來我這裡就診。除了麩質過敏檢驗，我通常還會要求這樣的孩子接受DHA檢驗。由於DHA是驅動BDNF的重要角色，因此不只子宮裡的胎兒需要DHA，嬰幼兒和兒童也都需要。然而，因為很多孩子都有DHA不足的問題，這也就是為何現在注意力不足過動症非常普遍。不知有多少孩子依照我的建議補充DHA，就不再出現注意力不足過動症。DHA補充劑量，請參看第十章。

腦力刺激可強化新的神經網絡

要是腦力刺激不能增進大腦健康，字謎遊戲、推廣教育課程、參觀博物館或閱讀就不會如此受歡迎了。我們已知，心智鍛鍊有助於加強新的神經網絡，就像我們需要時常運動，才能保持肌肉強健。腦力刺激愈多，大腦運作的速度愈快，效能更好，也能增進儲存記憶的能力。

正如麥特森醫師所言：「就老化本身以及老化帶來的神經退化疾病而言，目前的證據顯示，刺激腦子的活動不但可加強樹突細胞的發展和突觸的可塑性，也可降低罹患神經退化疾病的風險。」

他又說，教育程度較高的人，罹患阿茲海默症的風險也比較低，而且腦力刺激的保護作用始自我們年輕的時候，如此就可讓人避免在老年得到神經退化疾病。

麥特森還指出，不少研究顯示，年輕時即有絕佳語言能力者，日後較不會罹患失智症。他並在報告中論道：「我們已從動物研究的數據得知，多用腦可刺激神經保護的基因表現，增強神經迴路。」

別被抗氧化物的商品騙了[34]

我們總是可以看到廠商大打廣告，標榜他們推出的某種新奇果汁或萃取物的抗氧化物含量，是全世界最高的。你也許會好奇：為什麼抗氧化物這麼熱門？攝取含有抗氧化物的食品，有什麼好處？

正如前述，抗氧化物可以對付在我們體內肆虐的自由基，而大腦本身也會產生很多自由基，但又不像身體其他部位有抗氧化物可做為保護。幸好我們已經知道如何彌補，然而不是吃下抗氧化物就有用。藉由DNA的驅動，人體就可產生具有保護作用的抗氧化物，而要驅動DNA則仰賴特別的訊號。這種體內的抗氧化系統，要比任何營養補充品來得強大。如果你吃進口莓果或吞維生素E和C，以為這樣就可去除體內的自由基，那你得好好看看下面的段落。

一九五六年，哈曼醫師（Denham Harman）指出我們可用抗氧化物來「消滅」自由基，抗氧化物產業應運而生。[35]一九七二年，他發現粒線體會產生自由基，而且本身非常容易遭受自由基的破壞，一旦粒線體的功能遭到破壞，人就會衰老。[36]

由於自由基具有可怕的破壞力，大腦也會因之受損，研究人員於是積極尋找更好的抗氧化物以保護大腦，避免腦部疾病。例如，肯塔基大學的馬克斯伯瑞（William Markesbery）等人，曾在二〇〇七年一篇研究報告指出，早在腦部疾病確診之前，認知功能早就開始衰退。他還發現，脂肪、蛋白質和DNA被氧化破壞的指標上升，和心智能力的損害有直接關連。他在報告中論道：「從這樣的研究可以看出，氧化破壞就是阿茲海默症的序曲。或許在發病之初，就可把治療目標放在抗氧化破壞，以減緩疾病的進程。」[37]

作者又說：「我們可用多種更好的抗氧化物，增強對抗氧化的防禦機制，以阻止阿茲海默症的發生。我們必須在出現症狀之前，先強化神經保護物質。」簡單來說，在認知退化出現之前，就得先刺激身體本身對抗自由基的防禦機制。如果我們要活到八十五歲以上，就得有所準備：在這個年紀，罹患阿茲海默症的機率高達五〇％。因此，最好從現在就開始防範，把自己當作「未出現症狀的危險群」。

如果我們的大腦組織已遭受自由基的攻擊，增強體內的抗氧化物還來得及嗎？為了回答這個問題，我們必須先了解細胞能量工廠，也就是粒線體。在一般情況下，每一個粒線體每日在產生能量的同時，也會製造成千上百個自由基。算算我們身上少說也有百億萬個粒線體，由此製造出的自由基，更是多不勝數。有人或許會問，服用一顆維生素E膠囊，或吃下一片維生素C錠，可以消除多少自由基？一般抗氧化劑碰到自由基，就會犧牲自我，也就是被氧化。因此，一個維生素C的分子會被一個自由基氧化（這種一對一的化學作用，就叫化學計量反應）。我們要吃下多少維生素C或其他抗氧化物，才能中和身體每天產生的幾百億自由基？

幸好，人體有自己的生化反應，可在高氧化壓力之下，生成較多的抗氧化物。因此，我們不必完全靠食物來獲得抗氧化物，細胞可產生身體需要的抗氧化酵素。自由基的濃度過高，就會啟動細胞核的某種蛋白，也就是還原敏感性的轉錄因子（Nrf2），參與細胞內解毒機轉，進而產生抗氧化、抗發炎、免疫等反應。因此，如果自由基太多，身體就會透過這樣的路徑，產生抗氧化物。問題是：何種物質可以啟動Nrf2？

這就是這個故事的高潮。最新研究已找出一些可啟動Nrf2開關的因子，以使能製造抗氧化物且有解毒能力的基因活化。美國范德堡大學的研究人員高玲（Ling Gao，音譯）發現，omega-3脂肪酸EPA和DHA氧化之後，能驅動Nrf2路徑。多年來，研究人員已經注意到，常吃魚油的人（含有EPA和DHA），身體被自由基破壞的情況比較沒那麼嚴重。范德堡大學的新研究，更確立了魚油和抗氧化物的關係。如高玲所言：「我們得到的數據證實，人體內EPA和DHA氧化而生的化合物濃度，可高到足以啟動以Nrf2為基礎的抗氧化物……以及具有解毒功效的防禦系統。」[38]

根據實驗，卡路里限制也可啟動Nrf2。實驗室動物的卡路里攝取量減少後，不只活得更久（可能是抗氧化保護增強的緣故），也可阻止多種癌症的進展。因此，我將在下一章介紹斷食計畫。

很多自然化合物也可透過Nrf2系統的活化，啟動抗氧化和解毒路徑，如薑黃素、綠茶萃取物、水飛薊素（奶薊草）、假馬齒莧萃取物、DHA、蘿蔔硫素（存在於青花菜中）和醉茄素（印度人蔘）。這些物質，都能啟動身體產生重要的抗氧化物，包括麩胱甘肽。

如果你平時很少吃這些東西，常喝咖啡也很好，因為咖啡擁有大自然中最強大的Nrf2啟動分子。這些分子有的存在於咖啡豆中，有的則是在豆子烘焙的過程中產生。[39]

Nrf2路徑的啟動除了抗氧化功能，還能使基因生產多種具有保護作用的化學物質，除了解毒，還有抗發炎之效——這些物質對大腦的健康非常重要。

大腦的解毒功臣：麩胱甘肽

人體可自行產生一些很神奇的酵素，幫助我們對付環境中的毒物，以及因體內正常代謝而生的毒物。這些酵素是在DNA的命令下生成的，已演化了數十萬年之久。

麩胱甘肽就是大腦中最重要的解毒物質。它的化學結構很簡單，也就是由麩胺酸、胱胺酸和甘胺酸所組成的三胜肽。儘管簡單，麩胱甘肽可是捍衛大腦健康的功臣。首先，麩胱甘肽是細胞中最主要的抗氧化物，不只可保護細胞免於受到自由基的破壞，也可護衛脆弱的粒線體。科學家發現，細胞內的麩胱甘肽濃度，就是細胞健康的指標。麩胱甘肽也能削減毒物的毒性。更重要的是，麩胱甘肽與硫醇基氧化還原有關。麩胱甘肽硫基轉移酶（Glutathione-S-transferases, GSTs）是一種解毒性酵素，可使有毒物質轉變為較不具活性，且使之更加親水，以利排除。欠缺這種酵素，可能會引發各種病症，如黑色素瘤、糖尿病、氣喘、乳癌、阿茲海默症、青光眼、肺癌、漸凍症、帕金森氏症、偏頭痛等。由於麩胱甘肽在抗氧化和解毒扮演的重要角色，我們不得不努力提高體內麩胱甘肽的濃度。這也是本書希望幫你達成的目標。

阿茲海默基因

早在十幾年前，人類基因圖譜已完全解密，我們也漸漸了解基因與疾病的關連。如果你曾注意九〇年代初期的新聞，或許知道科學家已找出「阿茲海默基因」，帶有此基因者，比較容易罹患阿茲海默症。你或許忍不住自問，**我身上有這種基因嗎？**

首先，我們先來看看國家衛生研究院對基因突變的解釋。基因突變或某些基因的永久變化，並不一定會造成疾病。如果你身上帶有某種致病的突變基因，的確比較可能罹患這種疾病，但也可能不會發病。如鐮狀細胞貧血症、亨丁頓舞蹈症、纖維囊腫等，都是典型的遺傳疾病。某種基因發生變異，不一定會致病，只是使人罹患某種疾病的風險升高或降低。這種只是升高罹病風險、不一定會使人發病的基因變異，就叫做遺傳風險因子。[40]

明確地說，科學家尚未找到阿茲海默症的致病基因，但已發現某種遺傳風險因子，可能會增加罹患此症的風險，也就是在第十九對染色體上的脂蛋白E基因（ApoE）。這種基因，會使身體製造某種蛋白質，以利膽固醇和其他脂肪酸在血液中的運送。一般說來，我們會遺傳兩種版本的ApoE，從父母各遺傳一種。人體內的ApoE有三種對偶基因，即ApoE ε2、ApoE ε3和ApoE ε4。ApoE ε2很罕見，科學家認為這種基因型具有保護作用，使你不會提早得到阿茲海默症，也是重要的長壽因子。ApoE ε3則是最常見的ApoE基因型態，屬於中性，不會增加或減少心臟病、腦中風，以及阿茲海默症等疾病罹患的機率。最令人擔心的則是ApoE ε4，目前約有二五%到三〇%的人，帶有這種對偶基因，而所有罹患阿茲海默症的人當中，帶有這種對偶基因者約有四〇%。

因此，你或許會想知道自己是否帶有這種風險因子，以及這種因子對你和你的未來會有什麼影響。只是我們目前對這種基因型的致病機轉所知甚少，還不確定這種基因型，究竟會使罹患阿茲海默症的風險增加或減少。天生帶有ApoE ε4基因型者，似乎會比不帶基因者更早出現阿茲海默症。但我們要記住，即使你身上有ApoE ε4基因型，並不代表注定會得病。有些人即使帶有ApoE ε4基因型，認知能力卻沒有絲毫衰退。還有很多沒帶有這種風險因子的人，還是罹患了阿茲海默症。

你只要接受基因篩檢，就可以知道自己是否帶有ApoE ε4基因型。然而即使你帶有這種風險因子，仍可掌握自己大腦的命運。我要再說一次：你的健康與神智大抵掌握在你自己的手中，就看你怎麼做。

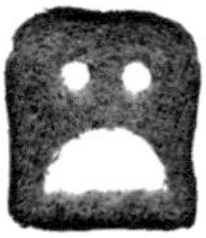

第六章

飲食與精神疾病

麩質如何偷走你的快樂？

通常，看不到的東西會比看得到的更令人擔憂。

——凱撒大帝（Julius Caesar）

現在你已經知道，糖和充滿麩質的碳水化合物，包括你每天吃的全穀物麵包，和帶給你安慰的食物，正慢慢侵蝕你大腦長期的健康與功能。至於短期來看，這樣的食物還會對你造成什麼樣的影響？你的行為是否會出現什麼改變？你會不會因此變得缺乏專注力、出現抽動病症，或陷入憂鬱？這類食物，是否就是慢性頭痛或偏頭痛的罪魁禍首？

是的，這類食物可能會有上述影響。以穀物為主食，不只會妨礙你的神經再生，也會悄悄使認知能力受損的風險增加。正如前幾章所述，如果你的飲食大部分是可能會引發發炎反應的碳水化合物，而健康脂肪攝取不足，你的神智可能受到多重影響——不只容易罹患失智症，還可能出現一些常見的神經病症，如注意力不足過動症、焦慮症、妥瑞式症、精神疾病、偏頭痛，甚至包括自閉症。

到目前為止，我大抵把焦點放在認知能力衰退和失智症。現在，讓我們回過頭來，從一些普遍的行為和精神疾病，來看麩質對大腦造成的破壞。我從兒童常見的病症開始討論，再探討會影響到各年齡層的疾病。我可以明確地說，去除飲食中的麩質，加上良好的生活習慣，將可避免很多腦部病症。這種簡單的「處方」，通常比藥物治療要來得有效。

麩質在行為及運動疾患扮演的角色

我初次見到史都華的時候，他才剛滿四歲。帶他來就診的是他的母親南希。南希是物理治療師，我和她已認識多年，我有很多病人都是在她那裡治療的。南希說，她並沒有特別注意到兒子有什麼異常，但幼稚園的老師覺得他過於「好動」，可能接受評估一下比較好。其實，在我之前，南希已帶史都華看過別的醫生了。來我這裡就診的前一個禮拜，南希帶他去看小兒科，那位醫師認為史都華是過動兒，也開了Ritalin（利他能）要他服用。

南希擔心兒子用這種藥物會有什麼副作用，因此想找找其他治療方式。她跟我解釋說，她兒子常常亂發脾氣，沮喪的時候還會不由自主顫抖。幼稚園老師也對她抱怨說，史都華不能專心進行交代他要完成的事情。我心想，拜託，他才四歲大，能專心完成什麼事？

史都華過去的病史透露了一些端倪。他以前經常耳朵發炎，已接受無數次的抗生素治療。我在為他評估之時，他還在接受為期六個月的預防性抗生素療程，希望日後耳朵發炎的次數不再那麼頻繁。但除了耳朵發炎，他還常說他關節痛，因此正在使用強效的抗發炎藥物 **naprosyn**（萘普生）。我猜史都華應該不是吃母奶長大的，後來發現我的猜測果然沒錯。

我幫他做了身體檢查之後，發現了三點。首先，他總是用嘴巴呼吸。這代表他一直有鼻子發炎的問題。其次，他有過敏體質常見的黑眼圈。第三，他的確很好動，完全坐不住，在診間東摸摸西摸摸，對每一種東西都很好奇似的，而且把檢查臺上擺的醫用皺紋紙撕碎。

我要他接受的檢驗項目並不多，只是簡單的麩質過敏檢測，看他是否對麥膠蛋白過敏。結果，史都華的檢驗數值要比正常值高出三〇〇％。

我們決定先從發炎的問題下手，先不開藥緩解症狀。史都華身體的毛病主要是源於發炎，包括耳朵、關節和躁動不安。

我對南希解釋說，我們必須讓史都華吃不含麩質的飲食，在他接受抗生素治療後，重建健康的胃腸，還要給他吃益生菌。最後，我還在這張清單上加上omega-3脂肪酸DHA。

才過了兩個半禮拜，幼稚園老師就打電話給史都華的父母，謝謝他們決定讓史都華服藥，因為史都華的行為「已有很大的改善」。他父母也發現孩子比較靜得下來，與人的互動變好了，睡眠品質也有改善。但史都華的改變，並不是藥物的功效，僅是單純透過飲食，他的健康和態度就大有進步。

兩年半後，我收到南希寫來的信。她在信上說：「我們已讓史都華提早就讀小學。他是班上年紀最小的，但閱讀和數學已勝過很多同學。往後，他應該不會再有過動的問題。這孩子長得很快，現在已是班上個子最高的了。」

注意力不足過動症（簡稱ADHD）是小兒科最常見的診斷病症。很多父母都認為，孩子會過動是因為得了某種疾病，因而使他們的學習能力受到影響。很多醫師也說服父母，最快、最有效的解決方法就是服藥。如果將ADHD視為可服藥治療的疾病，做法看來簡單速效，卻令人憂心。在美國有些學校，約有四分之一的學生因為ADHD服藥治療，然而還沒有人針對這樣的問題進行研究！

根據美國精神醫學會出版的《精神病症診斷與統計手冊》（*Diagnostic and Statistical Manual*），三%到七%的學齡兒童患有ADHD，然而社區樣本研究估計，罹病比率應該遠高於此。另外，根據美國疾病控制預防中心所做的父母問卷調查，罹病率也不止於此。[1]二〇一三年三月，美國疾病控制中心又發布最新研究資料，指出在美國的男高中生，幾乎每五人就有一人得ADHD，而學齡兒童確診者約有一一%。從這樣的數據來推算，從四歲到十七歲的美國兒童和青少年，總計有六百四十萬人得ADHD，自二〇〇七年以來增加了一六%，更比十年前增加了五三%。[2]如《紐約時報》的報導：「目前確診得ADHD的孩童和青少年，約有三分之二正服用利他能或Adderall（**譯注**：安非他命的緩釋劑，此藥可使ADHD病童保持平靜，但正常人使用則可提升精神集中力，在美國因而常被高中生和大學生當作「醒腦藥」濫用，以長時間保持頭腦清醒準備考試。目前台灣未核准此藥進口）治療。儘管這樣的藥物可改善這些孩子的生活品質，但日後可能會產生藥癮、罹患焦慮症或其他精神疾病。」[3]

然而，美國精神醫學會還打算擴展ADHD的定義，以診斷出更多的病例，讓更多孩子接受藥物治療。疾病控制中心主任傅雷登（Thomas R. Frieden）表示，使用過動症藥物治療的孩子愈來愈多，這種情況，就像成人濫用疼痛藥物和抗生素。我同意傅雷登的說法。《醫生，你確定是這樣嗎？》（*How Doctors Think*）的作者哈佛醫學院教授古柏曼（Jerome Groopman），接受《時代雜誌》訪問時說道：「如果孩子出現所謂的『異常』行為，例如不能靜靜坐在書桌前用功，就會被視為病態。其實，他們只是孩子，專注力不夠是正常的。」[4] 如果ADHD的定義變得模糊，大部分的孩子都被視為病童，會產生什麼樣的影響？

近十年來，不只ADHD用藥遽增，從二〇〇一年到二〇一〇年，抗憂鬱藥物的使用也飆升了：未滿二十歲的兒童和青少年，女性使用抗憂鬱藥物增加了四五％，而男性則增加了三七％。根據北美最大藥房福利管理公司快捷藥方（Express Scripts）一份題為〈美國心靈現狀〉的報告，服用精神藥物治療精神疾病和行為障礙的人數，自二〇一〇年開始大幅攀升。二〇一〇年的最新資料顯示，使用至少一種精神藥物的美國成人，比例超過二〇％，比十年前要高出許多。有趣的是，女性服用精神藥物的比例要比男性來得高。例如在二〇一〇年，服用精神藥物的女性成人超過二五％，相形之下，男性只有一五％[5]（哈佛研究人員認為，這可能肇因於女性的荷爾蒙變化，這樣的變化與青春期、懷孕和停經息息相關。儘管男性和女性都會罹患憂鬱症，但女性比較常因此就醫並接受藥物治療）。

十二歲以上的美國人，服用憂鬱劑的比例為一一%，然而如果你只看四十歲到六十歲的婦女，服用憂鬱劑的人數就高達二三%。

鑑於有精神疾病和行為障礙者日增，強效精神藥物的銷量飆升，我們不得不問，為什麼會有這樣的趨勢？除了使用危險的藥物，沒有其他解決辦法嗎？問題的根源何在？答案就是那黏黏的蛋白質——麩質。雖然麩質過敏與行為或精神問題的關連尚待發現，我們已掌握下面幾個事實：

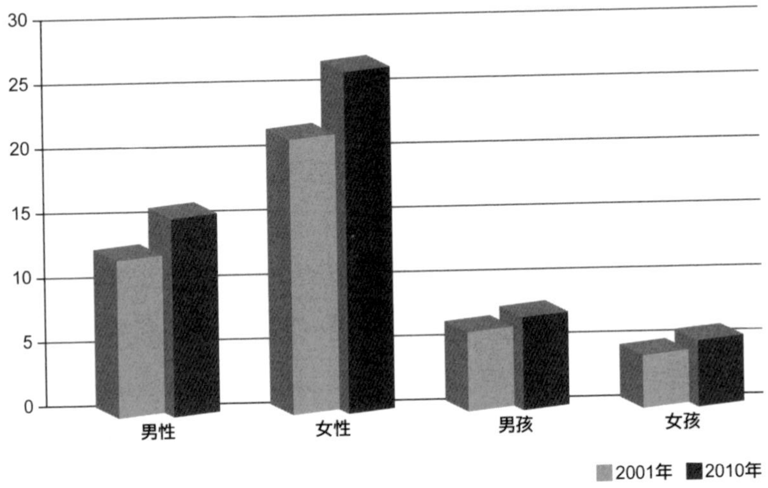

使用精神藥物的人口比例
2001年 vs. 2010年

- 有乳糜瀉的人較容易出現發展遲緩、學習障礙、妥瑞氏症等抽搐症和ADHD。[6]
- 麩質過敏者如得憂鬱症和焦慮症，病情通常比較嚴重。[7][8]這主要是因為細胞激素阻礙了重要大腦神經傳導物質（如血清素）的生成，而這些神經傳導物質是調節情緒的關鍵。只要去除飲食中的麩質（最好也盡量避免乳製品），很多病人不只可以脫離情緒障礙的困擾，也比較不會出現免疫系統過度敏感的問題，如過敏和關節炎。
- 泛自閉症障礙者之中，四五％有腸胃不適的問題。[9]雖然這樣的腸胃症狀不一定來自乳糜瀉，但研究顯示，與一般小兒科病童相比，自閉症病童乳糜瀉盛行率有愈來愈高的趨勢。

好消息是，很多神經病症、精神疾病和行為障礙的症狀，都可以利用去麩質飲食輔以DHA和益生菌等營養補充品，來獲得改善。我在十幾年前治療過的小女孩KJ，就是個很好的例子。KJ在五歲那年，已經由醫師診斷得了妥瑞氏症。這是一種神經運動疾病，病人因肌肉群痙攣而不自主抽搐，還會無法控制地發出尖叫或咒罵聲。這種神經疾病的病因目前依然未明，但我們已知妥瑞氏症和很多神經精神病症都源於遺傳，加上環境因素，更加惡化。我想，未來的研究將可解開妥瑞氏的病因之謎，而且發現麩質與此症大有關連。

ＫＪ的母親第一次帶她來我這裡就診時解釋，過去一年中，ＫＪ的頸部肌肉不知為何會不由自主抽搐。按摩治療雖然有點幫助，但病情仍時好時壞，接著愈來愈嚴重，除了脖子，連下巴和臉部也抽搐得厲害。ＫＪ一直在清喉嚨，還會咕噥咕噥發出各種怪聲。她的主治醫師認為這是妥瑞氏症。

我在記錄病歷的時候，注意到從她發病的三年前就常腹瀉、腹痛，現在還有這樣的問題。我幫她做了麩質過敏檢驗，證實這個孩子一直飽受麩質過敏之苦，只是沒被診斷出來。於是，她開始吃無麩質飲食。兩天後，她就不再異常抽搐，也不會清喉嚨或發出咕噥聲，甚至也不會肚子痛了。直到現在，ＫＪ都沒有發病，她的妥瑞氏症候群不再出現。這個例子不由得令人嘖嘖稱奇，因此我在對醫療專業團體演講時，常提到這個例子。

另一個病例也和ADHD有關。ＫＭ是個甜美的九歲女孩，因出現典型的ADHD症狀以及「記性很差」，她父母帶她來我這裡就診。根據她父母對她病史的描述，有一點我覺得很特別。他們說，她會有幾天思考停滯、注意力渙散，但之後的幾天又可以變得專注。她現在就讀小學三年級，我查看她的成績時，發現坐在一旁的她看起來沉靜、認真。我發現她的程度約是三級中，與她的年齡相當。

檢驗報告顯示她有兩個問題，也就是麩質過敏，以及血中DHA濃度太低。我要她力行無麩質飲食，每日服用四百毫克的DHA，也請她不要再喝含阿斯巴甜（代糖）的飲料。以前，她每天總要喝好幾罐的健怡汽水。三個月後，她已有很大的進步，讓父母喜出望外，她也露出開懷的笑容。學習評量顯示，她的數學計算能力已達五級初的水準，所有科目綜合評量結果則是四級中，敘事能力更達到八級中。

她的母親寫了封信給我，信上說：

KM今年就要升上四年級。在她吃無麩質飲食之前，學科對她來說很吃力，特別是數學。現在，她的數學突飛猛進。根據目前的評量結果，她升上四年級之後，數學成績應該是班上最強的。老師說，她可以跳級，到五年級就讀，成績在班上可達中等。好棒！

警告：研究人員自八〇年代初期以來已證實，治療ADHD的藥物可能導致永久性的妥瑞氏症。[10]現在，研究人員更已證明無麩質飲食的神效。因此，現在不只是該改變的時候，更是我們可改寫歷史的契機。

在我行醫的過程中，像這樣的例子並不罕見。我看到很多孩子吃一段時間的無麩質飲食後，成績就大有起色。現今的科學研究終於也趕上臨床所見。我發現二〇〇六年有篇研究報告，顯示ADHD的病人實行無麩質飲食六個月之後的變化。此研究的受試者遍布各年齡層——從三歲到五十七歲都有——並利用柯氏量表（Conner Scale Hypescheme）來做ADHD的行為評估。經過六個月的追蹤研究之後，研究人員發現病人有很大的改善：[11]

「無法注意細節」的

為何剖腹產會增加ADHD的風險？

剖腹產的寶寶得ADHD的風險比自然產的來得高，為什麼呢？這是因為寶寶在自然產的過程中經過產道之時，會接觸到數十億有益的細菌。這番益生菌的洗禮，對健康大有好處。但若是剖腹產生下的孩子，就沒有這樣的洗禮，日後較容易出現腸道發炎的問題，麩質過敏和ADHD的風險也增加了。[12]

根據最新研究，嬰兒出生之後先吸吮母乳，日後再吃含麩質的食物，患有乳糜瀉的風險可比喝配方奶的嬰兒減少五二％。[13]原因或許是吃母乳長大的孩子比較不會有胃腸感染的問題，腸壁較不會受損，也可預防免疫系統對麩質過度反應。

比率降了三六％。

「專注力難以持續」的比率降了一二％。

「無法有始有終做好一件事」比率降了三〇％。

「容易分心」比率降了四六％。

「不經大腦，隨便給個答案」比率降了一一％。

研究人員發現，整體而言，受試者「專注力不足」的比率降了二七％。我希望更多人能加入我的計畫，採取行動，過得更健康——而且更聰明。

無麩質飲食也能治療自閉症？

很多人問我，麩質與自閉症是否有任何關連。今天，每一百五十個兒童就有一人得到某種自閉症。根據二〇一三年最新官方報告，學齡兒童每五十人就有一人經醫師診斷得了泛自閉症，總數高達一百萬人。[14]得自閉症的兒童通常會在三歲的時候發病，社交與溝通技能的發展因而受到影響。科學家正從遺傳和環境因素下手，努力尋找自閉症的確切原因，並研究其他可能的危險因子，如感染、代謝、營養等，但在所有的病例當中，只有一〇%到一二%能找到原因。

我們已知，目前還沒有什麼神奇藥丸可以治癒自閉症，精神分裂症或躁鬱症也一樣。雖然這些腦部病症都很獨特，還是有一個共通點：發炎。有些則是食物過敏造成的。儘管自閉症是否和飲食有關仍有爭議，但有些自閉症病人吃無麩質食物，也去除糖，有的甚至連乳製品都避免。在一項研究當中，有個五歲大的兒童除了得了嚴重自閉症，還有嚴重的乳糜瀉，因而無法吸收營養。但他採取無麩質飲食後，症狀就減輕了，他的醫師因此建議其他有神經發展症狀的病童，也接受評估，看是否有乳糜瀉等營養缺乏或吸收不良的問題。營養缺乏有時會對神經系統造成損害，致使發展遲緩，甚至可能就是自閉症的根本原因。[15]

我承認，如果要斷定自閉症和飲食有關，我們尚未達到科學研究的黃金標準，但我們可以縱觀這個問題，進行合乎邏輯的推論。

首先我要指出，目前我們已經注意到自閉症和乳糜瀉的平行發展趨勢。這並非意味這兩者有關，但已從研究數據發現有些相似的模式。自閉症和乳糜瀉的確有共同的特點，也就是發炎。乳糜瀉是腸壁發炎，而自閉症則是腦部發炎。研究人員已證實，自閉症病人體內的細胞激素濃度偏高。因此，體內抗體與抗原的互動，值得我們好好研究，包括麩質引發的反應。

根據英國在一九九九年發表的研究報告，有二十二位自閉症病童採行無麩質飲食，為期五個月。研究人員仔細觀察他們的變化，發現有不少兒童行為大有改善。然而，一旦他們不小心吃了含麩質的食物後，很多父母都注意到孩子的行為很快就退步了。[16]研究人員還發現，採行無麩質飲食至少要三個月，才有行為改善的效果。因此，如果父母想藉由飲食調控改變孩子的行為，千萬不要操之過急，至少要三到六個月才會有明顯的改善。

有些專家則質疑含麩質食物和牛奶蛋白，是否會導致類嗎啡化合物外啡肽的生成，刺激大腦中的各種接受器，致使罹患自閉症和精神分裂症的風險提高。[17]儘管我們還需要更多的研究以證實這樣的理論，但現在已可著手設法降低這樣的風險，並尋找更好的因應之道。

雖然研究還不夠多，但我們已知免疫系統在自閉症病程發展中扮演重要的角色——而麩質過敏和大腦的連結，正是透過這樣的免疫系統。此外，還會產生環環相扣的效應，亦即某種反應會引發一連串的變化。例如，若一個孩子對麩質過敏，消化道的免疫反應會觸發行為和心理症狀。如某個研究團隊所言，以自閉症來說，更會有變本加厲的效應。[18]

陷入抑鬱幽谷

目前，憂鬱症可說是釀成殘疾的主因。這是個令人痛心的事實，在全世界皆然。而憂鬱症為全球帶來的負擔，在各種疾病當中名列第四。世界衛生組織預估，到了二〇二〇年，憂鬱症將變成第二大疾病，僅次於心臟病。在很多已開發國家，如美國，憂鬱症已是重要死因。[19]

讓人更不安的是，很多憂鬱症病人的藥櫃擺了許多瓶瓶罐罐，包括Prozac（百憂解）、Paxil（克憂果）、Zoloft（樂復得）等。儘管很多人服用這類抗憂鬱劑的效果和吃安慰劑差不多，有些人甚至飽受副作用之苦，自殺案例更是屢見不鮮，在美國還是有廣大的民眾使用這類藥物。

最新研究顯示，這類藥物已奪走不少人命。波士頓研究人員曾針對五十歲到七十九歲、人數達十三萬六千名的婦女進行研究，發現使用抗憂鬱劑和中風以及死亡的風險有關。使用抗憂鬱劑的婦女，中風的風險增加四五％，而且與其他死因相比，服用抗憂鬱劑死亡的風險增加了三二％。[20]這些研究的結果發表於《內科醫學檔案》美國婦女健康的研究專案，這是一項以美國女性為對象的大型公衛調查研究。不管這些女性服用的是否是較新的抗憂鬱劑，如選擇性血清素再吸收抑制劑類藥物（SSRI），或是較老舊的三環抗憂鬱劑（如Elavil〔阿米替林〕），結果都是一樣的。SSRI通常做為治療憂鬱症的藥物，但也有醫師開立這樣的處方，用以治療焦慮症和一些人格疾患。這樣的藥物可避免大腦再吸收血清素，藉由改變腦中的血清素濃度，使神經元傳送和接受化學訊息的效能變得更強，進而使人情況好轉。

然而，有關抗憂鬱劑副作用的研究愈來愈多，結果讓人惶惶不安，有些大藥廠因此退出抗憂鬱劑的研發（不管怎麼說，他們已從這塊市場賺飽了，每年收益幾乎達一百五十億美元）。根據最近《美國醫學會期刊》刊登的報告：「針對嚴重的憂鬱症狀，與安慰劑相比，抗憂鬱劑的療效確實很大；但就症狀中度或輕微的病人而言，服用抗憂鬱劑效果極小或不見任何療效。」[21]

儘管某些精神藥物對嚴重精神病症有幫助，但精神藥物的影響層面很廣，我們不得不注意。我們再從一些研究來看看，服用抗憂鬱劑是否真能找回快樂。

情緒低落與低膽固醇

先前已經討論過膽固醇對大腦健康的助益。很多研究顯示，膽固醇太低的人，容易罹患憂鬱症。[22] 服用降膽固醇藥物（即司他汀）的人，也比較容易陷入憂鬱。[23] 我就常看到這樣的病人。我們現在仍不清楚司他汀類藥物是否會引發憂鬱症，或者純粹是膽固醇低下造成的，不過我是傾向後者的解釋。

打從十幾年前，即有研究人員證實總膽固醇低下和憂鬱症的關係，更別提一些衝動的行為，包括自殺與暴力。著有《突破憂鬱症》（*The Breakthrough Depression Solution*）、專精兒童及成人精神醫學的醫師葛林布萊特（James M. Greenblatt），二〇一一年在《今日精神醫學》發表了一篇文章，簡述膽固醇低下與憂鬱症有關的證據。[24] 一九九三年，研究人員發現，在年長的男性中，膽固醇低下者得憂鬱症的風險，要比膽固醇較高者高出三〇〇%。[25]

一九九七年，瑞典有項研究也證實這樣的關連：在三百位年齡為三十一歲到六十五歲的婦女中，膽固醇最低的十分之一，要比膽固醇較高者，明顯容易出現憂鬱症的症狀。[26]

二〇〇〇年，荷蘭的科學家也發現，與總膽固醇較高者相比，總膽固醇低下的男性，出現較多憂鬱症的症狀。[27]

二〇〇八年，《臨床精神醫學》也刊登了一篇報告，文中指出：「血清膽固醇低下者，比較可能有企圖自殺的病史。」[28] 研究人員調查研究了四百一十七個自殺未遂的病人（其中男性有一百三十八人，女性有二百七十九人），並與不曾自殺的一百五十五個精神科病人比較，另外還有三百五十八個健康者做為對照組。此項研究定義的血清膽固醇低下為一六〇以下。結果令人驚異。研究人員發現，膽固醇低下者企圖自殺的可能性高出二〇〇％。

二〇〇九年，《精神醫學研究期刊》發表了一篇報告，研究人員以將近四千五百名美國退伍軍人做為研究對象，進行長達十五年的追蹤調查。[29]結果發現，膽固醇低下者死於自殺或事故等非自然死因者，要比其他人高出七倍。正如前述，總膽固醇低下者，比較會有企圖自殺的行為。

我可以繼續列舉來自全世界的重要研究結果，結論都是一樣的：不管男性或女性，如果你的膽固醇太低，你得憂鬱症的風險就會高出許多。你的膽固醇愈低，就愈容易出現自殺的念頭。很多卓越的研究機構已提出證據，證明低膽固醇與憂鬱症的因果關係，也發現低膽固醇與躁鬱症有關。[30]如果是躁鬱症病人又有膽固醇低下的問題，則更容易自殺。

麩質令人憂鬱

科學家在很久之前就發現乳糜瀉和憂鬱症常同時出現，就像乳糜瀉病人也常出現ADHD等行為障礙。早在一九八〇年代，即有研究報告指出，有些乳糜瀉的病人同時也罹患憂鬱症。一九八二年，瑞典研究人員在研究報告中論道：「病態憂鬱是成人乳糜瀉的一大特徵。」[31]一九八八年還有一項報告指出，乳糜瀉病人中有三分之一也患有憂鬱症。[32][33]

二〇〇七年，瑞典研究人員發表了一項大型研究結果。他們評估近一萬四千名的乳糜瀉病人，並以六萬六千名以上健康者做為對照組。[34]研究人員想知道，如果一個人得了乳糜瀉，得憂鬱症的風險為何，以及憂鬱症病人罹患乳糜瀉的風險。結果發現，如果一個人得了乳糜瀉，患憂鬱症的風險將高出八〇%，而患有憂鬱症的人，得乳糜瀉的風險將增加二三〇%。二〇一一年，瑞典研究人員又有新發現：如一個人得了乳糜瀉，自殺的風險將增加五五%。[35]義大利有一研究團隊也指出，如果得了乳糜瀉，患嚴重憂鬱症的風險將升高二七〇%。[36]

今天，研究人員發現，麩質過敏者中高達五二%有憂鬱症。[37]在麩質過敏的青少年中，憂鬱症的比例也很高，而其中得乳糜瀉的人，罹患憂鬱症的風險會增加三一%(相形之下,健康青少年中,只有七%有這樣的風險)。[38]

我們不由得要問:憂鬱症是否與腸道受損有關?如腸壁因罹患乳糜瀉而遭受破壞,吸收營養的效能就會變差,而像鋅、色胺酸和維生素,都與大腦的健康有密切關連。再者,這些營養成分也與神經化學物質的生成有關,如血清素。而且,很多會影響情緒的荷爾蒙和化學物質,都是在腸道產生的,這也就是為何科學家稱消化道為「第二個腦」。[39] 消化道中的神經細胞不只能調節肌肉、免疫細胞和荷爾蒙,身體中高達八〇%到九〇%的血清素,也都是這些神經細胞製造的。其實,你的「第二個腦」製造出來的血清素,遠比你頭殼裡的大腦製造的要來得多。

有些重要的營養素若是缺乏,很可能導致憂鬱症,如維生素D和鋅。你已經知道維生素D和許多生理機能息息相關,也包括情緒的調節。對身體這部機器而言,鋅可是好處多多,不但可增強免疫系統、使記憶力更敏銳,也和某些神經傳導物質的製造與使用有關,我們的情緒才能保持穩定。這可以解釋為何鋅能加強抗憂鬱劑的療效(例如,二〇〇九年有一項研究發現,未服用抗憂鬱劑者一旦開始服用鋅,憂鬱症即有改善)[40]。

先前提到的葛林布萊特醫師,也曾針對這個主題發表很多文章。他和我一樣，看過不少憂鬱症的病人服用抗憂鬱劑卻不見療效。然而，這些病人一旦避免含有麩質的食物，就大有起色。葛林布萊特醫師就曾在《今日心理學》發表一篇文章，論道：「未診斷出來的乳糜瀉病症，可能會加重憂鬱症的病況，甚至可能是憂鬱症的成因。因此，憂鬱症病人必須接受檢驗，看是否有營養缺乏的問題。也許，乳糜瀉才是正確診斷，而非憂鬱症。」[41]

很多醫師因為已習慣開藥，忽略了病人可能有營養缺乏的問題，也沒想到要病人接受麩質過敏的檢驗。

已有許多研究有類似的結論，亦即要改變大腦健康需要時間。其他行為障礙，如ADHD和焦慮症也是，至少需要三個月才能獲得解脫。如開始採行無麩質飲食，一定要堅持下去，不要因為無法馬上看到成效而失去希望，你必然從能這樣的飲食得到不少好處。

有位專業網球教練曾經來我這裡就診。他飽受憂鬱症之苦，儘管服用了多種抗憂鬱劑，還是沒有改善。我為他診斷，發現他有麩質過敏體質，建議他採用無麩質飲食。之後，他就有脫胎換骨的感覺。他的憂鬱症狀都消失了，又能在球場上展現最佳水準。

透過飲食使精神狀態穩定

有人或許會質疑，麩質是否真的與很多精神疾病有關，從美國最常見的精神病症憂鬱症（約有四千萬成人罹患此症）乃至複雜的精神疾病，如精神分裂症或躁鬱症。

我們是否能從科學研究，得知麩質與這些精神疾病的關連？像精神分裂症或躁鬱症，涉及遺傳和環境因素，但很多研究顯示，這樣的病人常常也有麩質過敏的問題。如果他們有乳糜瀉病史，罹患這些精神疾病的風險，又會比一般人高出許多。研究人員也證實，具有麩質過敏體質的母親所生下的孩子，日後得精神分裂症的風險將高出將近五〇%。

這是去年發表在《美國精神醫學期刊》的研究報告，顯示很多疾病源於出生前或甫出生之時。參與這項研究的科學家，來自約翰霍普金斯以及享譽全歐的瑞典卡羅琳斯卡醫學院（Karolinska Institute）。他們指出這樣的事實：「會影響疾病風險的不只是生活習慣和基因，出生前後接觸到的環境也有長遠的影響，甚至會影響到長大成人之後的健康。我們的研究顯示，母親在分娩前對飲食的過敏，可能會使孩子在二十五年後，容易罹患精神分裂症等複雜的精神病症。」[42]

如果你想知道科學家是如何想到這樣的關連，看分析的細節就可以了。瑞典研究人員調查一九七五年到一九八五年，共計七百六十四名新生兒的出生紀錄與血液檢驗結果。其中有二百一十一人在成長過程中罹患精神疾病，出現嚴重的人格疾患以及與現實脫節。研究團隊由新生兒血液檢驗發現，有些新生兒對牛奶和穀物具有IgG抗體，進而得知「母親對麩質的抗體特別高者，產下的新生兒日後出現精神分裂症的風險要多出將近五〇%。」[43]研究人員排除其他可能會增加精神分裂症的風險因子，如母親懷孕的年齡，以及新生兒是自然產或剖腹誕下的，發現孩子的精神疾病依然和母親的麩質過敏體質有關（大抵而言，對罹患精神分裂症的風險而言，源於子宮的遺傳和環境因素，要比出生後的環境因素來得重大）。然而，如果母親只是具有牛奶蛋白質的抗體，則並不會使孩子罹患精神病症的風險增加。

作者群還在這篇報告加上一段有趣的歷史。直到第二次世界大戰過後，科學家才發現孩子的精神疾病與母親對食物的過敏有關。美國軍方的研究人員多翰醫師（**F. Curtis Dohan**），是第一個注意到戰後歐洲食物短缺（也就是穀物缺少）期間，因精神分裂症而住院的人數減少了。雖然多翰當時並未能證明兩者的關連性，但自此之後，長期的調查研究和現代科技，已證明麩質與精神疾病有關。

研究顯示，低碳水化合物與高脂飲食（如第七章所述）可減輕憂鬱症和精神分裂症的症狀。醫學文獻中曾記載一位名字縮寫為CD的女性，在採取無麩質、低碳水化合物飲食之後，精神分裂症就不藥而癒。[44]她在十七歲那年初次被診斷出有偏執的精神病症，說話語無倫次，每天都會出現妄想。在七十歲採取低碳水化合物飲食之前，她曾多次因企圖自殺住院，精神症狀也愈來愈嚴重。沒有任何藥物可以減輕她的症狀。就在她採行低碳水化合物飲食的第一個禮拜，她就覺得好多了，也比較有精神。不到三個禮拜，她就不再出現幻聽或看到「骷髏」。過了一年，CD瘦了不少，甚至偶爾吃了披薩、麵包或蛋糕，也不再出現幻覺。

頭痛醫頭？

我根本無法想像每天頭痛是何種酷刑，但我的確治療過很多這樣的病人。其中一位是二〇一二年一月來我這裡就診的一位男士，姑且稱他為克里夫。

過去三十年，克里夫日日飽受頭痛的折磨。為了對付難纏的偏頭痛，他吃過多種藥，包括Imitrex（又名舒馬曲坦〔Sumatriptan Succinate〕），甚至還有像Vicodin（維柯丁）這樣的鴉片類止痛藥，他也去全美治療頭痛的名醫那裡求診，還是一樣頭痛。他發現這些藥物非但對他的頭痛沒有幫助，還會使他變得遲鈍。雖然克里夫曾提到，他認為他的頭痛或許和食物有關，但不是每一次吃某種食物就會引發頭痛。他的病史看來沒有什麼特別的，但我們談到他的家族病史時，他說他姊姊也常頭痛，而且對食物過敏。這點讓我好奇。我進一步探問，才知道他有長達二十年的肌肉僵硬病史，而他的姊姊具有和「僵體症候群（stiff-person syndrome）」有關的麩質過敏抗體。

於是，我請克里夫接受血液檢驗，看他是否有麩質過敏的問題。結果發現，他對與麩質有關的十一種蛋白質嚴重過敏。他和他姊姊一樣，也帶有僵體症候群的抗體。我還注意到，他也會對牛奶過敏。於是，我建議他少吃含有麩質的食物和乳製品。三個月後，他告訴我，他前一個月完全沒吃維柯丁了。如果我們把頭痛的程度以第一級（最輕微）到第十級（最嚴重）做為區分，他現在屬於第五級，而非教他痛得死去活來的第九級，病況已經大有改善。更好的是，他不再一整天都頭痛，一天頂多只痛個三、四個小時。儘管克里夫的頭痛並未完全消失，但已經好很多，並為此謝天謝地。他很滿意這樣的成效，甚至願意讓我在對醫療同業演講時，以他為例並使用他的照片。

很多病人因頭痛欲裂來到我的診間，因採用無麩質飲食，最後都得以擺脫頭痛的糾纏。有一位女性病人也是。她已看過無數的醫師，吃過各種處方藥，也做了腦部掃描，頭痛還是沒好，直到來我這裡就診，接受麩質過敏檢驗後，才逮到讓她頭痛的元凶，最後終於治好了。

頭痛是最常見的病症。在美國，慢性頭痛的病人多達四千五百萬人，而其中有二千八百萬人飽受偏頭痛的折磨。[45]讓人難以置信的是，到了二十一世紀，很多醫師還是只開藥治療症狀，而非幫病人解決頭痛的根源。

頭痛其實是可以預防的。如果你有慢性頭痛，不妨試試無麩質飲食。不管怎麼說，採行這種飲食方式又沒有損失。

關於頭痛

為了方便討論起見，我把各種頭痛歸成同一類。因此，不管是緊張性頭痛、叢集性頭痛、鼻竇引起的頭痛或偏頭痛，我都定義為因大腦生理或生化改變引發的頭部疼痛。在所有的頭痛當中，最痛苦的要算是偏頭痛。偏頭痛來襲時，不但使人頭痛欲裂，還可能讓人噁心、嘔吐以及畏光。不管是什麼樣的頭痛，如果你頭痛，你想做的第一件事就是找到解決辦法，趕走頭痛。

頭痛的原因很多，也許是前一晚睡得不好，或是天氣變化、食物中所含的化學物質、鼻塞、頭部創傷、腦瘤或是喝太多酒。目前，科學家已針對頭痛的生化反應積極進行研究。有關頭痛，我們今天能掌握的知識已比以前多出很多。至於原因成謎的頭痛，我猜十之八九源於未診斷出來的麩質過敏。

二〇一二年，紐約哥倫比亞大學醫學中心完成了一項長達一年的調查研究，發現慢性頭痛的病人中，五六％有麩質過敏體質，而其中有三〇％有乳糜瀉的問題（麩質過敏體質者不一定有乳糜瀉，但據他們的描述，他們吃下穀物之後，就會有腹瀉的症狀）。[46]

研究人員發現，在發炎性腸道疾病者中，二三％也有慢性頭痛的問題。研究人員調查偏頭痛的盛行率時，發現乳糜瀉的病人中很多也有偏頭痛（二一％），而有發炎性腸道疾病者，其中有一四％也有偏頭痛，至於控制組中則只有六％有偏頭痛。這項研究的領導人狄米卓娃（Alexandra Dimitrova）論道，這顯示頭痛的根源在於發炎：

> 有發炎性腸道疾病者可能出現全身性的發炎反應。這點和乳糜瀉的病人很像，亦即全身都受到發炎反應的影響，包括腦部……另一個可能性是，乳糜瀉病人所產生的抗體不只是會攻擊腸壁……還可能攻擊腦部細胞和神經細

胞的細胞膜，因而造成頭痛。我們現在已經知道，患有發炎性腸道疾病的病人，與健康控制組相較，比較容易頭痛，包括偏頭痛。

狄米卓娃又說，她有很多病人採行無麩質飲食之後，頭痛不再那麼常發作，也比較不痛了，有些病人甚至從此完全擺脫頭痛的糾纏。

本書提到多次的英國皇家哈勒姆郡醫院哈吉瓦西留教授，就曾針對頭痛與麩質過敏進行深入研究。[47] 哈吉瓦西留經由腦部掃描，發現具麩質過敏體質的頭痛病人，大腦白質出現明顯的變化，顯示腦部有發炎反應。很多這樣的病人以藥物治療頭痛的成效都很有限，然而一旦採行無麩質飲食，頭痛症狀即緩解不少。

麻州總院乳糜瀉研究中心主任法薩諾（Alessio Fasano）是舉世聞名的小兒腸胃科醫師，也是麩質過敏的頂尖研究人員。[48] 有一次，我和他在全美麩質過敏研討會上碰面，我們都準備在這場會議發表演講。他對我說，他早就知道麩質過敏的病人（包括患有乳糜瀉者）會經常頭痛。我們都覺得遺憾，目前大眾很少有人知道麩質會引發頭痛。其實，這樣的頭痛很好解決，只是這樣的病人，絕大部分都不知道自己有麩質過敏的問題。

義大利研究人員曾以八十八個有乳糜瀉和慢性頭痛問題的兒童，進行無麩質飲食實驗。結果發現，七七．三％頭痛症狀大有改善，而二七．三％的兒童因繼續採行無麩質飲食，就不再頭痛了。這項研究也發現，在時常頭痛的兒童中，有五％早就有乳糜瀉的問題，只是沒有診斷出來。根據以前的研究，未診斷出來的乳糜瀉病童，約占一般兒童的〇．六％，但這項義大利研究結果明顯要高出許多。因此，以乳糜瀉的病童而言，得頭痛的風險將高出八三三％。作者群下結論說：「我們發現，乳糜瀉病童常會頭痛，如採用無麩質飲食，病情就大有改善。因此我們建議常會頭痛的病童，最好接受乳糜瀉的篩檢。」[49]

這麼多經常頭痛的孩子也有麩質過敏，是不是巧合？而他們在飲食去除含有麩質的食物後，頭痛就好了，這可是偶然？當然不是。令人遺憾的是，很多有慢

兒童患偏頭痛的盛行率正逐漸攀升。在青春期之前，男孩和女孩得偏頭痛的人數相當。但步入青春期之後，女孩患偏頭痛的人數為男孩的三倍。在兒童時期即出現偏頭痛者，其中五〇％至七五％在成年之後仍會為偏頭痛所苦，而八〇％的偏頭痛都是遺傳而來。目前，偏頭痛已是孩子請病假的第三大原因。[50]

性頭痛的小孩未曾接受麩質過敏的檢驗，就遵照醫囑服藥。

治療兒童頭痛的藥物包括非類固醇類止痛藥（NSAID）、含阿司匹靈的化合物、**triptan**（翠普登，血清素致效劑）、麥角生物鹼（ergot alkaloid）、多巴胺拮抗劑等。為了避免頭痛，有的醫師開的藥還包括三環抗憂鬱劑、各種抗痙攣藥（如双丙戊酸〔divalproex sodium〕），最近則常用**Topiramate**（托必拉美）、抗5-羥色胺劑、β-阻斷劑、鈣離子通道阻斷劑和**NSAID**。

托必拉美本是用來治療癲癇，副作用十分可怕，包括體重減輕、厭食症、腹痛、無法集中注意力、令人嗜睡和感覺異常（如皮膚有被針刺的感覺，或是四肢麻木）。[51]

我不知道你會做出什麼樣的決定，但我絕不會讓我的孩子經歷這樣的副作用，即使只是暫時，我也不會同意，畢竟這些藥物並非主要用來治療頭痛。

過去幾年，已有很多研究指出，抗痙攣劑治療兒童頭痛的效果，和安慰劑差不多。[52] 其實，研究人員發現，兒童頭痛很少有療效良好又安全的藥物可用。與其把焦慮放在藥物，不如改變兒童的飲食習慣，注意營養補充，才能從根本解決問題。

腰圍與頭痛

你已經知道，肚子上那圈肥肉可能會為你帶來很多疾病（如心臟病、糖尿病、失智症等），但很多人認為頭痛和腰圍無關。其實，不管男性或女性，在五十五歲之前，都可以用腰圍當作偏頭痛的指標。過去兩、三年來，由於費城德雷瑟大學醫學院的研究，我們才知道腰圍與頭痛有何密切關連。該醫學院研究人員招募二萬二千人以上做為參與者，接受全國健康營養調查（NHANES）。[53]研究人員量測每一個參與者的腹部肥胖程度（腰圍）和整體肥胖（BMI），並詢問參與者是否有頭痛或偏頭痛的問題。研究人員發現，在二十歲到五十五歲之間的男性與女性之中（也就是偏頭痛最常發作的年齡群），腰圍愈大者，偏頭痛的風險也愈高。女性腰圍粗大者，要比腰圍無贅肉者，偏頭痛風險增加三〇％。至於整體肥胖則是心臟疾病的風險因子。

還有很多研究也顯示肥胖會帶來慢性頭痛的風險。[54]二〇〇六年有一項大型研究，調查了三萬人以上，發現與體重正常的控制組相比，肥胖那一組人慢性頭痛的風險增加二八％。病態肥胖者慢性頭痛的風險更增加七四％。研究人員再仔細調查那些為偏頭痛所苦的人，發現過重者頭痛風險增加四〇％，而肥胖者的風

擺脫頭痛的處方

可能觸發頭痛的原因很多，我無法一一列舉，但我可提供幾個消除頭痛的有效方法：

- 作息規律，清醒與睡眠保持一定的週期。這是調整身體荷爾蒙、維持體內平衡的重要關鍵。
- 減重。一旦你瘦下來，頭痛就會改善。
- 多動。成天坐著不動會助長發炎反應。
- 注意咖啡因和酒精的攝取。這兩者如果過量，都可能激發頭痛。
- 三餐要定時，不可省略任何一餐。進食也和睡眠一樣，可調控很多荷爾蒙的作用，因此與頭痛有關。
- 保持情緒穩定。壓力、焦慮、擔憂，甚至興奮，都可能觸發頭痛。患有偏頭痛的人通常對壓力很敏感，因此腦部會分泌某些化學物質，引發血管變化，導致偏頭痛發作。焦慮和憂鬱也會使肌肉緊張，血管異常縮張，使偏頭痛加劇。
- 請參照第十一章，實行低糖、低碳水化合物、富含好脂肪的飲食，避開含麩質、防腐劑、添加物的食物和加工食品。長久下來，頭痛的風險將可降低。特別當心熟成乳酪、醃肉和含味精的食物——這些食物將可能使偏頭痛發作的風險增加三〇%。
- 記錄你頭痛發作的模式，以了解自己在何種情況下容易頭痛，日後才能防範。如女性則可特別注意月經週期與頭痛的關係。

險更增加了七〇％。[55]

至此，你應該知道脂肪是體內重要的荷爾蒙器官與系統，會產生助長發炎的化合物。脂肪細胞會分泌大量的細胞激素，驅動發炎反應。頭痛就像其他和大腦有關的疾病，也是發炎表現的病徵。

因此，研究調查生活習慣（過重、少動和抽菸）與頭痛的關連，的確是有道理的。幾年前，挪威研究人員調查了五千八百四十七名青少年學生，詢問他們是否有頭痛的問題，要他們完成有關生活習慣的一份問卷，並接受身體檢查。[56] 活動量大、不抽菸的是生活習慣良好者，研究人員以這些學生與生活習慣不良者比較。

結果發現，過重學生頭痛的風險增加了四〇％以上，活動量少的學生頭痛風險增加二〇％，抽菸者的風險更增加五〇％。如果學生有一項以上的不良生活習慣，頭痛的風險又增加許多，例如過重、抽菸又不運動。這項研究也指出，發炎反應是助長頭痛的關鍵。

因此，你肚子愈大，頭痛的風險就愈高。我們很少想到生活習慣與飲食和頭痛有關。萬一頭痛，便迫不及待吞下藥物。至今，所有的研究都告訴我們，良好的生活習慣有助於治療頭痛，甚至可以永遠趕走頭痛。我們可從減少發炎的來源下手（像減重、不吃含麩質食物、吃低碳水化合物、多吃好的脂肪、保持血糖平衡），就能控制頭痛。

我們可以透過飲食治療，治癒很多常見的神經病症。大多數的人一出現病痛，就急著吃藥，不知生活習慣的改變更有效，而且不必花錢。我發覺每一個病人的情況都很特殊，有的需要短期協助，如精神治療或藥物治療，但大抵而言，飲食帶來的功效最大。很多病人只要暫時吃藥治療，飲食與生活習慣改變之後，就不必再依賴藥物。其實，只要你不吃含麩質食物或精製碳水化合物，對健康就有很大的助益。只要短短幾個禮拜，你除了心情會變好，也可逐漸擺脫身上的贅肉，還會覺得更有活力。每個人的身體都有自癒力，大腦功能也是，且讓我們用飲食來驅動這股力量。

第二部

搶救穀物腦

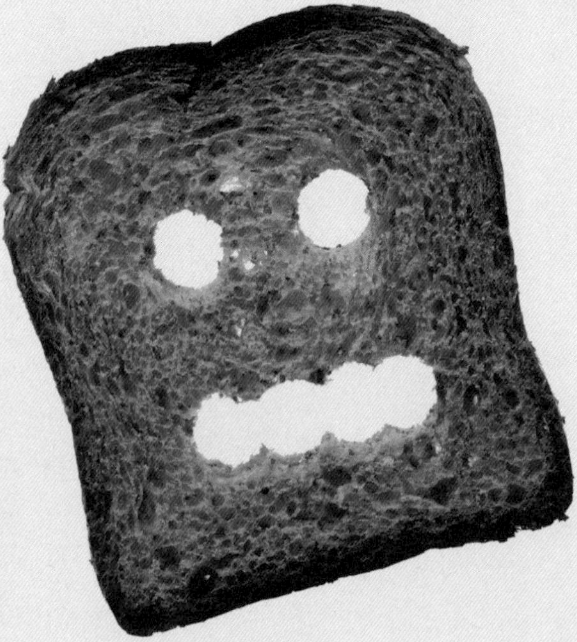

現在，你已大概了解「穀物腦」，知道不只是穀物會有害，所有的碳水化合物，都有損健康。我們再來看看如何才能維持大腦的健康和功能。在這一部，我們要檢討三大重要習慣，亦即飲食、運動與睡眠。這三者都與你的大腦健康息息相關。了解這一部的重點後，你就可準備實踐第三部提出的四週行動計畫。

第七章

使大腦高效運轉的飲食習慣

空腹力、優質脂肪與必要的營養補充

我斷食是為了讓身體更健康、精神更好。

——柏拉圖

人類有個大腦袋，正是人在所有哺乳動物當中最特出的一點。儘管大象的腦子重達七千五百公克，遠超過人類的一千四百公克，但大象的腦只占身體總重量的五百五十分之一，而人類的腦卻占身體總重的四十分之一。因此，我們不能光看大腦的大小來評量「腦力」或「智力」的高下。以大腦的功能來看，重要的是大腦和身體的比例。[1]

此外，另一個有關大腦的驚人事實是，大腦耗費的能量遠超過身體其他部位。儘管大腦的重量只占身體的二．五％，但即便是在休息時，大腦耗費的能量仍占了二二％。人類大腦耗費的能量要比大猩猩、紅毛猩猩和黑猩猩這等類人猿的大腦，要多出三五〇％。因此，為了讓大腦運作良好，我們需要從飲食攝取相當多的卡路里。幸好，拜大腦的尺寸與效能之賜，人類擁有的技能和智慧，熬過了食物短缺的難關。我們可以想像未來並為未來做計畫，這也是人類獨有的特質。我們已知大腦具有非凡的能力，但我們還必須注重飲食，才能擁有健康、能妥善運作的大腦。

空腹力

先前曾經提過，身體最重要的一個機制，就是在饑餓時把脂肪轉化為燃料。我們可把脂肪分解成酮分子，而酮體中的β-羥基丁酸，是大腦極佳的能量來源。這也就是為何間歇性的空腹對大腦是有益的。

我們也可從這裡為一個辯論已久的問題找到解答：為何尼安德塔人會在四萬年前到三萬年前消失？儘管有人認為尼安德塔人是被智人「消滅」的，但很多科學家相信，真正的原因可能是食物短缺。尼安德塔人不像智人，可藉由生化路徑利用脂肪讓大腦得到營養，因此無法通過饑荒的考驗。

人類和其他哺乳動物不同，在食物短缺之時，可藉由其他方式獲得卡路里。一般而言，我們每天從飲食攝取的葡萄糖，可做為供應大腦的燃料。在三餐之間、不進食的時候，由於身體（特別是肝臟和肌肉）仍不斷分解葡萄糖，就可源源不斷供給大腦所需。但身體儲存的糖原能夠提供的葡萄糖有限，一旦糖原耗盡，身體的代謝系統就會從胺基酸製造新的葡萄糖分子，而這胺基酸主要源於肌肉中的蛋白質。這就是所謂的糖質新生作用（gluconeogenesis）。這種作用的好處是能增加身體中的葡萄糖，缺點是必須犧牲肌肉。對以狩獵／採集營生的祖先來說，肌肉分解可不是件好事。

幸好，我們還有另一個路徑可使大腦獲得能量。如果沒東西吃，空腹約三天之後，肝臟就會利用身體脂肪製造酮體。酮體中的β-羥基丁酸，就是大腦最好的燃料，能讓我們在饑腸轆轆之時，腦筋依然清清楚楚。這種替代能源使人體免於依賴糖原新生作用，以保持肌肉質量。

此外，哈佛醫學院教授凱希爾（George F. Cahill）還指出一點：「最近研究顯示，β-羥基丁酸這種重要的酮體可不是普通燃料，而是超級燃料，能比葡萄糖生成更多的ATP能量（譯注：ATP，即「腺嘌呤核甘三磷酸」，幾乎所有生物所需的能量，都是經由ATP水解後產生的）。β-羥基丁酸也能保護組織中的神經細胞，免於受到毒素的破壞而罹患阿茲海默症或帕金森氏症。」[2]

凱希爾與其他研究人員認為β-羥基丁酸也可從椰子油中獲得，增進身體的抗氧化功能，增加粒線體數量，刺激腦細胞的新生。

第五章已討論過，我們可藉由降低卡路里的攝取量以增加BDNF（即腦源性神經生長因子），同時加強既有神經元的功能。降低卡路里的攝取量，對很多人來說可能有點困難，但這樣不只有助於增強大腦的功能，對整體健康來說，也很有幫助。如果不能降低食量，採行間歇性斷食（如定期空腹二十四小時到七十二小時）也很好（請參看第十章的斷食計畫）。研究顯示，很多增進健康和大腦功能的基因路徑，都是靠卡路里的限制才能驅動，一、兩天的斷食也能達到這樣的目的。[3]過去很多人都認為，斷食會降低代謝率，迫使身體在饑餓模式之下更容易囤積脂肪。其實剛好相反，斷食不但能加速減重、瘦身效果，更有利於大腦的運作。

斷食不只是能啟動BDNF生成的基因機轉，也能強化Nrf2（還原敏感性的轉錄因子）的路徑，加強細胞解毒機轉，生成更多可保護大腦的抗氧化物。斷食也使大腦轉換能量來源，從利用葡萄糖改為利用肝臟製造的酮體。大腦代謝酮體得到燃料，也可減少細胞凋亡，同時粒線體基因將因而啟動，進而驅使複製。簡而言之，斷食將使人更有活力，增進腦部功能，使頭腦更清晰。

斷食與生酮飲食的共通點

如果你大幅減少碳水化合物的攝取，增加從脂肪獲得的卡路里，身體會出現什麼樣的變化？方才解釋過，斷食能刺激大腦轉以脂肪做為燃料。如果你實行低碳水化合物、富含脂肪和蛋白質的飲食，也能促成類似反應。本書提出的飲食計畫就是以此做為基礎。

其實，人類從遠古到現代，皆以脂肪做為卡路里的主要來源。因此，以狩獵／採集維生的人類祖先個個精瘦矯健。你應該已經知道，碳水化合物會刺激胰島素的分泌，進而促進脂肪生成、脂肪囤積，不利脂肪的燃燒。更有甚者，碳水化合物還可以刺激脂蛋白脂肪酶的產生，使脂肪酸進入脂肪細胞中儲存。此外，我們吃下碳水化合物之後，胰島素也會把脂肪鎖進脂肪細胞之中。

前面已描述過，如果我們燃燒脂肪，而非碳水化合物，就會出現酮體過多的現象，也就是所謂的酮症。人類經過長久的演化下來，已能因應這種狀態。輕微的酮症其實有益健康。例如，我們早上剛醒來的時候，體內的酮體較高，這是因為肝臟利用身體脂肪做為燃料。心臟和大腦以酮體做為燃料，效能要比血糖高，可能高達二五%。健康、正常的腦細胞可用酮體做為燃料，有些腦部的癌細胞則只能用葡萄糖做為燃料。對神經膠母細胞瘤這種惡性腦瘤來說，標準的治療法就是手術、放射線治療和化學治療。老實說，這些療法的結果都差強人意。

匹茲堡大學醫學院的祖柯立醫師（Giulio Zuccoli），有鑑於神經膠母細胞瘤的細胞只能利用葡萄糖做為燃料，於是想到傳統療法加上生酮飲食，也許有助於治療。[4] 後來，他發表了一篇病例報告，描述一位得了神經膠

> 翻開宗教史來看，我們會發現斷食是靈修很重要的一部分。所有主要宗教都提倡斷食，而非只視之為一種儀式行為，如在穆斯林的齋戒月（Ramadan，每天由日出至日落不進食，日落之後才吃東西），和猶太教的贖教日（Yom Kippu），信徒都必須禁食。斷食對瑜伽修行者來說是必要修練，而巫醫為了追尋靈境，也必須禁食。虔誠的基督徒也實行斷食，如斷食一日、三日、七日，甚至可能長達四十日（**譯注**：路加福音4:1-4:2：耶穌被聖靈充滿，從約旦河回來，聖靈引他到曠野，四十天受魔鬼的試探。那些日子他什麼也沒有吃，日子滿了他就餓了）。

母細胞瘤的病人使用生酮飲食，果然有很好的療效。如果生酮飲食能延長癌症病人的生命，對健康的人會有什麼樣的助益？

純生酮飲食，攝取卡路里的八〇％至九〇％來自脂肪，其餘則來自碳水化合物和蛋白質。顯然，這種飲食方式很極端，但我們必須了解，酮體對大腦而言是更好的燃料，而酮體源於脂肪。一九二一年，梅約醫學中心懷爾德醫師（Russell Wilder）提倡的生酮飲食全是脂肪。到了一九五〇年代，我們已知中鏈三酸甘油脂（MCT油）可做為生成β-羥基丁酸的前驅物質，而且可從椰子油取得。

我在第十章提出的飲食計畫和生酮飲食的原則相近，都是主張把碳水化合物減少到某一個程度，讓身體得以燃燒脂肪，同時建議增加飲食中的脂肪和營養補充劑，以促進β-羥基丁酸的生成。在前四週，你每天能吃的碳水化合物只有三〇公克到四〇公克，之後則可以增加到六〇公克。

你可利用酮體試紙來測量酮體濃度。這是糖尿病病人會用到的試紙，可在一般藥房買到。你只要滴一、兩滴尿液在試紙上，就可立刻知道體內的酮體濃度是否升高。如濃度微升，測量出來的值應該在五到十五左右。有的試紙則以顏色顯示，粉紅色代表酮體微微上升，也就是你的身體已開始利用酮體，將之轉化為能量。如果你按照我的飲食計畫來做，過了一個禮拜，酮體濃度就會微微上升，這時就可用試紙來測量看看。有人覺得酮體濃度略升，身體感覺比較舒服。

增強大腦功能的七種營養補充品

下圖是葛拉斯伯格醫師（Randy Glasbergen）在二〇〇四年發表的漫畫。讓我看了眼睛為之一亮。但願更多的醫師和他一樣有遠見。加上近十年的科學進展，也許圖說裡醫師的話還要再加上「腦部疾病」。

可惜的是，在今天，儘管你去診所或醫院看病，醫師通常不會告訴你如何預防腦部疾病。醫師為你診療的時間不到十五分鐘，或許也不知道腦神經醫學研究的最新進展。再者，很

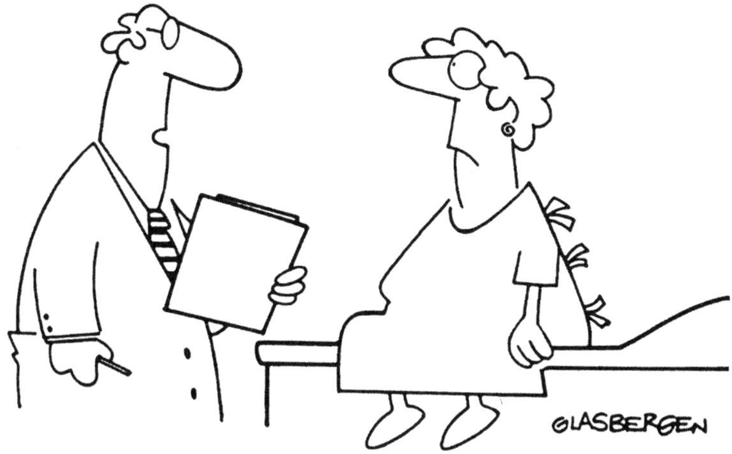

醫生說：「真抱歉，二十年前我要你多吃碳水化合物，害你今天得了糖尿病、高血壓和心臟病。」（葛拉斯伯格／繪）

多醫師都是在幾十年前接受訓練的，因此不知道最新的營養研究。這也許是經濟大環境不佳使然。我希望下一代的醫師能更注重疾病的預防，而不是幾乎都把焦點放在治療上。這也就是我為何建議各位每日服用必要的營養補充品（每日服用劑量和使用說明請參看二七七到二七八頁）。

DHA：正如前述，全名為二十二碳六烯酸（docosahexaenoic acid）的DHA，可說是營養補充劑之王。DHA是omega-3脂肪酸，而大腦組織的omega-3脂肪中，有九〇％以上都是這種脂肪酸。神經細胞漿膜總重有一半也是由脂肪酸構成。DHA也是心臟組織的重要成分。光是DHA，我就可以寫一整章，但在此先不談這麼細。可以說，DHA是保護大腦最重要的物質，這點已有很多研究證實。

市面上販售的高品質DHA產品很多，甚至有五百種以上的食物標榜含有豐富的DHA。不管你吃的DHA來自魚油或藻油，都有功效。如果是素食者則可選擇藻油。

白藜蘆醇：每日一杯紅酒有益健康的魔力，來自葡萄中的這種天然化合物。

白藜蘆醇不只能減緩老化，增加通往腦部的血流，對心臟健康有幫助，也能抑制脂肪細胞的發展。只是光是喝杯紅酒，還是無法獲得充分的白藜蘆醇，因此我們需要更高劑量的白藜蘆醇補充品。

白藜蘆醇被譽為神奇的分子，可保護細胞免於受到很多疾病的侵襲，有助於免疫力的提升。近十年來，我們對白藜蘆醇的認識源於哈佛醫學院辛克萊爾醫師（David Sinclair）的研究。辛克萊爾醫師發現，白藜蘆醇能活化長壽基因（Sirtuin）。[5] 二〇一〇年英國諾桑比亞大學的研究人員在《美國臨床營養學期刊》發表了一份研究報告，討論為何白藜蘆醇能強化大腦功能。[6] 研究人員找了二十四個學生當受試者，發現他們在服用白藜蘆醇之後，如果做一些費腦力的工作，大腦血流會明顯增加，而且愈是費腦力的工作，白藜蘆醇的效果就愈好。

我在醫學研討會上演講時常問在座的同行，大自然中DHA最豐富的來源為何？我聽到的答案什麼都有，包括鱈魚肝油、鮭魚油、鯷魚油等，還有人提到亞麻籽油和酪梨。標準答案是：母乳。這也就是為何母乳對孩子的神經發展和長期健康非常重要。

我們是否該在考試或面試之前服用白藜蘆醇，這個問題恐怕還會引起很多爭論，但為了大腦健康，我們每天可服用少量的白藜蘆醇。雖然早先的研究顯示，大量的白藜蘆醇才有效果（這樣的劑量等於每天喝幾百瓶紅酒），但更新的研究指出，低劑量的白藜蘆醇（每日四．九毫克）已可帶來好處。

薑黃：學名Curcuma longa，為薑黃屬植物，因有抗發炎和抗氧化功能而成為熱門的科學研究焦點。薑黃根莖磨成的深黃色粉末為咖哩的主要香料。中國和印度早在幾千年前就開始以薑黃入藥，用以治療各種疾病（**譯注：**《本草綱目》：「薑黃、鬱金、蒁藥三物，形狀功用皆相近。但鬱金入心治血；而薑黃兼入脾，兼治氣；蒁藥則入肝，兼治氣中之血，為不同爾。」）。《美國流行病學期刊》曾刊登一篇報告，研究人員以亞洲老人做為研究對象，調查咖哩攝食量與認知功能的關連。[7]他們發現，「偶爾」和「常常」吃咖哩的人，與「極少」和「不曾」吃的人相比，前者認知功能測試得分較高。

薑黃的祕密武器在於這種物質可活化基因，使之產生抗氧化物，保護寶貴的粒線體。薑黃也可促進葡萄糖的代謝。這種種特質，都有助於減少罹患腦部疾病的風險。除非你常常煮咖哩，否則無法從膳食中得到足夠的薑黃。

益生菌：近幾年的研究顯示，富含益生菌的食物會影響大腦，有助於減輕壓力、焦慮與憂鬱。[8][9][10]所謂的益生菌是指可促進腸道菌種平衡、增加宿主健康效益的活微生物。益生菌還有助神經化學物質的生成、吸收與運送，如血清素、多巴胺與神經生長因子，這些都是大腦與神經正常運作不可或缺的。

如要了解益生菌何以有這樣的功能，我們得先對「微生物菌叢－消化道－大腦」的連結有基本的認識。[11]你的消化道就是你的「第二腦」。[12]近年來的科學研究已證實，大腦與消化系統有密切的溝通。這是雙向溝通，大腦一方面接收來自消化道的訊息，另一方面也發送訊息到消化道，以確保消化道有良好的功能。

大腦藉由這樣的來回溝通，控制我們的飲食行為和消化，也讓我們一夜好眠。消化道也會發送訊息，讓大腦知道我們已經滿足、饑餓或是因為發炎而疼痛。與消化道有關的病症，如乳糜瀉、腸躁症或克隆氏症（發炎性的腸道疾病）對我們的感覺和睡眠有很大的影響。我們也會因此痛苦，變得無精打采，連思考都會受到影響。研究人員已開始研究某些腸道菌種在下列疾病扮演的角色，包括肥胖、發炎、腸胃功能障礙、慢性疼痛、自閉症和憂鬱症，甚至想要了解這些細菌與我們的情緒有何關連。[13]

如果我們身體有任何不適，消化道的反應非常靈敏。消化道會把處理過的訊息送到大腦，讓大腦知道身體的狀況。如果我們能多吃有益腸道的食物，增進消化道健康，何樂而不為呢？雖然很多食品都添加了益生菌，如優格和某些飲品，但製造商常加了太多糖，不如選用含有多種菌種（至少十種，包括嗜酸乳桿菌〔Lactobacillus acidophilus〕與雙歧桿菌〔bifidobacterium，又稱比菲德氏菌〕）的益生菌保健品。每一顆益生菌膠囊，至少要含有一百億個活菌。

椰子油：前面已經提過，神經退化性疾病可用椰子油來預防或治療。椰子油不只是大腦的超級燃料，也有抗發炎之功。你可直接飲用一茶匙，或是在烹調時添加。椰子油的熱穩定性高，因此可高溫烹調。我將在食譜那一章，告訴各位如何使用椰子油料理食物。

硫辛酸：這種脂肪酸是我們體內可以自行生成的雙硫化合物，也是細胞能量生成代謝反應的必要元素。硫辛酸兼具水溶性和脂溶性，可以穿越血腦障壁，發揮強大的抗氧化作用。科學家現在正積極研究用這種脂肪酸，來治療中風和其他腦部疾病，包括自由基造成的破壞，如失智症。[14]雖然身體能製造足夠的硫辛酸，然而現代人常有生活習慣不良和飲食失衡的問題，因此仍需要補充硫辛酸。

維生素D：其實，這是一種脂溶性的類固醇荷爾蒙，因此我們不該稱這種營養素為「維生素」。大多數的人都知道這種營養素和骨骼健康有關，因此市售牛奶很多都添加了維生素D，然而維生素D對身體很多部位都有影響，特別是大腦。我們的中樞神經系統都有維生素D的接受器，而且維生素D能調節腦部和腦脊髓液的酵素，影響神經傳導物質的生成，刺激神經生長。目前，動物試驗與實驗室研究皆已發現維生素D可保護神經元，使之免於遭到自由基的破壞，減少發炎反應。其他重要發現如下：[15]

- 研究顯示，體內如維生素D濃度高，則認知能力衰退的風險可減少二五%（至於維生素D嚴重缺乏者，在長達六年的追蹤調查期間，認知能力衰退的風險增加六〇%。）[16]

 有一項研究的受試者為四百九十八位婦女。其中攝取維生素D最多者，得阿茲海默症的風險減少了七七%。[17]

- 研究人員曾在一九九八年和二〇〇六年，評估八百五十八個成人的心智狀態，發現維生素D嚴重缺乏者，心智功能大幅衰退。[18]
- 多項研究顯示，體內維生素D不足者，得帕金森氏症的風險較高，得多發性硬化症的病人也比較容易復發（但多發性硬化症病人血中的維生素D，每增加

5 ng/mL，則復發風險減少一六%）。[19]

- 長久以來，一直有研究顯示，血中維生素D的濃度太低，可能會造成憂鬱症和慢性疲勞。[20] 腎上腺需要充足的維生素D才能調節多種激素生成所需的酵素，如多巴胺、腎上腺素和正腎上腺素——這些都是重要的腦部荷爾蒙，和情緒、壓力的因應和活力息息相關。有的憂鬱症病人（從輕微到嚴重都有）只是服用維生素D，就有明顯的改善。

如缺乏維生素D，可能要補充好幾個月之後才有成效，但這麼一來全身都能獲益，不但可改善骨骼健康，更有利於大腦，甚至能增進胰島素敏感性。我將在飲食計畫中告訴各位天然維生素D的來源為何，如深海魚和香菇等。

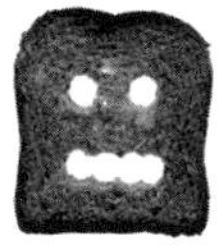

第八章 身體要多動，大腦才靈光

腦筋上了年紀就像老馬，要能使喚，就得時常鍛鍊。

——亞當斯（John Adams）

現在來個小測驗吧！請問：做什麼樣的事能使你變得更聰明，不會得到腦部疾病？A：解決一道複雜的難題。B：散步。如果你選擇的答案是A，我不會怪你，但我希望你能先出去散個步（走愈快愈好），然後再回來解題。正確答案是B。只要身體動一動，你的頭腦就能更靈活，要比解開任何謎題、做數學方程式、看推理書或是思考本身來得好。

運動對身體健康有很多好處——大腦更是最大的受惠者。簡而言之，你在運動的時候，你的基因也會跟著動起來。像有氧運動，不只能啟動和長壽有關的基因，還能驅動BDNF的相關基因，也就是腦源性神經生長因子。因此，老年人做有氧運動能強化記憶，腦部記憶區的腦細胞也會增生。

其實，很久以前，我們已經知道運動有益大腦健康，但近十年來我們才知道如何描述體能與智能的關係，並加以量化。[1][2]這端賴各領域專家的通力合作，如神經科學、生理學、生物工程、心理學、人類學及各個專科的醫師。

拜科技進展之賜，我們已能分析大腦內部是如何運作的，甚至能了解每一個神經元。根據最新發現，運動和大腦健康不只相關，如《紐約時報》科學撰述雷諾茲（Gretchen Reynolds）：「這兩者的關係根本密不可分。運動能避免大腦萎縮，讓思考更加靈活。」[3]這意謂，大腦健康就在你的掌握之中，只要你動起來，大腦就比較不會衰退。

讓我們來看看下頁兩張圖表。圖表顯示，運動量多寡會使罹患阿茲海默症的風險出現差異。[4]

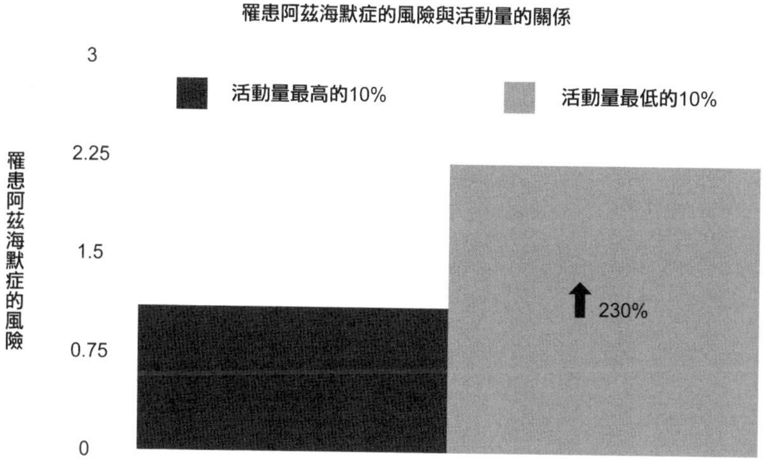
罹患阿茲海默症的風險與活動量的關係
3
活動量最高的10%
活動量最低的10%
2.25
罹患阿茲海默症的風險
1.5
230%
0.75
0

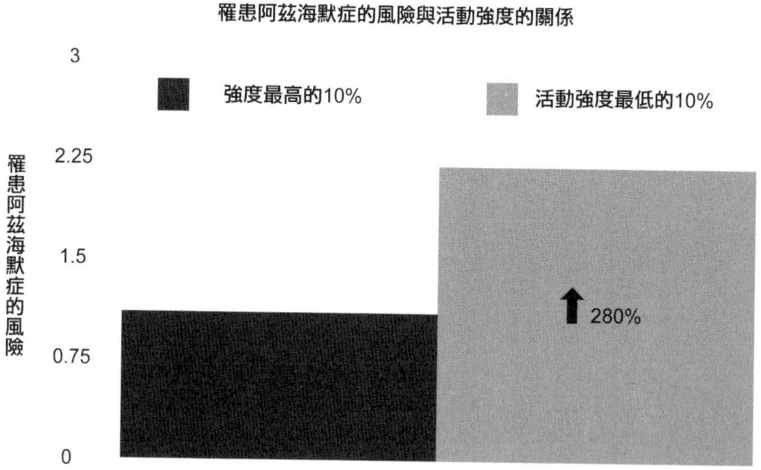
罹患阿茲海默症的風險與活動強度的關係
3
強度最高的10%
活動強度最低的10%
2.25
罹患阿茲海默症的風險
1.5
280%
0.75
0

運動的奇蹟

人類在長遠的發展中，為了覓食，活動量一直很大，直到現代，才變成久坐少動的生活型態。這是拜現代科技之賜，我們只要在家裡，甚至不必下床，就能得到一切的生活所需。但我們的基因是在幾百萬年的挑戰中演化出來的，如不辛勤覓食，早就遭到淘汰。因此，從我們身上的基因來看，我們**必須多動**，要時時做有氧運動，才能活得久、活得好。遺憾的是，大多數的人都輕忽這點，所以才會有這麼多人慢性病纏身。

運動會使人更聰明，不只是生化實驗室裡的研究人員對此好奇，人類學家也試圖從人類演化的軌跡，找尋相關線索。二〇〇四年，《自然》刊登了一篇哈佛演化生物學家李伯曼（Daniel E. Lieberman）與猶他大學布萊博爾（Dennis M. Bramble）共同發表的文章。他們指出，人類能熬過這麼漫長的歷史，存活下來，就是靠強健的體能。[5] 我們穴居的祖先能跑得比猛獸快，捕獲有價值的獵物來吃，才能有交配的氣力，繁衍子孫。他們已把這樣的運動基因傳給子子孫孫。

這真是個美麗的假設：人類天生就是運動好手，血脈才能綿延不絕。也就是說，古早人類在天擇之下變得四肢靈活，雙腿更長，腳趾粗短，內耳構造也更複雜，使我們以兩足站立、行走，能獲得更好的平衡與協調。

長久以來，科學家一直不明白為何我們身軀不大，腦袋瓜子卻特別大，與其他動物不同。演化學家把這種現象歸因於人類食肉的習性與社交需求——因為這些都需要複雜精密的思考（如何才能宰殺一頭猛獸？怎麼做才能與人建立良好的關係？）但現在科學家已找出另一個原因：也就是體能活動。根據最新研究，我們會有這麼特出的大腦，因為我們需要思考……也需要奔跑。

人類學家已針對多種動物的腦容量與體能的關係進行研究，實驗動物包括天竺鼠、老鼠、狼和綿羊。[6] 他們發現體適能愈佳的動物，腦體比愈大。研究人員在實驗室的環境下培養出很會長跑的老鼠。結果發現，這些老鼠體內有助組織生長的物質如**BDNF**等濃度明顯升高。我們已知**BDNF**可促進大腦神經的生長，因此科學家認為活動身體，能使我們的腦筋變得更靈活。

亞歷桑納大學的人類學家雷克倫（David A. Raichlen）是研究人類大腦演化的頂尖科學家。《紐約時報》的雷諾茲就曾引述他的說法：「就像我們在實驗老鼠身上看到的，體能最好、活動力最旺盛的才能生存下來。因此，人類也把體適能的基因傳遞下去。而下一代不但身體耐力增強，體內的**BDNF**濃度也提升了。**BDNF**高到某一個程度，就會從肌肉轉移到大腦，促進大腦組織的生長。」[7,8]

古早人類因為思考、推理和計劃的能力增強，狩獵技術也更上層樓，更有利於生存。他們從這樣的良性循環獲益：身體活動讓他們變得更聰敏，更知道要時常活動，動作也變得更迅捷。經過一段時間下來，人類的思考就變得更複雜，開始創新發明，於是我們有了數學、顯微鏡，還有蘋果電腦。

靈活迅捷

運動有益大腦健康，主要是因為能使通往大腦的血流增加，如此大腦就可得到更多的養分，以利細胞的生長和維持功能。腦部血流增加確實是件好事，但這已不是新聞。根據最新研究，運動與大腦健康的關係更讓人驚異。簡而言之，運動有五大好處：控制發炎、增加胰島素敏感性、有利血糖控制、使腦部記憶區得以擴展，以及先前提到的，能使 **BDNF** 濃度上升。

過去幾年，研究人員又掌握了更令人信服的證據。[9] 二〇一一年，伊利諾大學貝克曼高級科學院的羅茲醫師（Justin S. Rhodes）及其研究團隊，將四組老鼠置於四種生活環境之下。[10] 第一組生活環境舒適，有充足的食物，都是牠們愛吃的（如核果、水果、乳酪和加味水），甚至還有好玩的東西，像是鏡子、球和隧道。第二組的環境也一樣舒適，有好吃的食物和玩具，但多了跑步用的轉輪。第三組的籠子則像普通汽車旅館，沒什麼特別的東西，只有飼料可吃。第四組的籠子一樣乏善可陳，沒有好吃的食物和玩具，但多了跑步轉輪。

在研究進行之初，研究人員為老鼠注射某種物質，好追蹤老鼠腦部結構的變化，而且讓老鼠接受一連串的認知能力測驗。幾個月後，研究人員再讓老鼠接受認知能力測驗，並檢查其腦部組織變化。

結果發現，最明顯的變因就是居住環境中是否有跑步轉輪，而不是玩具。經常利用跑步轉輪的老鼠腦部比較健康，認知能力測驗的成績也比較好。儘管有玩具，但不跑步的老鼠，則認知能力沒有進步。研究人員仔細觀察老鼠的認知功能有哪些進步，使牠們更會思考、更懂得如何解決問題。

我們已知運動會刺激腦細胞的新生。科學家已從老鼠實驗得知，時常跑步的老鼠和活動量低的老鼠，明顯有所不同：前者海馬迴新生的神經細胞，是後者的兩倍。還有人著手研究哪種運動效果最好。二〇一一年，研究人員把一百二十位老人分為兩組，一組執行健走計畫，另一組則做伸展運動——健走的那組成效優於做伸展運動者。[11]過了一年，健走組的海馬迴區較大，血流中的BDNF濃度也比較高。做伸展運動那組腦容量因自然萎縮，相形之下比較小，認知能力測驗的成績也不如健走組。

不管做何種運動，我們已有足夠的證據可以斷定，運動不必累個半死，只要多動，大腦就能受益。

神經網絡的生長

科學家已證明，運動能激發腦中神經元的生成，而真正的奇蹟在於能使腦部出現新的神經網絡。細胞的新生是一回事，更重要的是，這些細胞能否組成新的網絡，互相協調，發揮功能。也就是說，不是大腦長出新細胞，我們就能變得更聰明。重點是，這些細胞是否能與既有的神經網絡連結，否則最後還是難逃凋亡的命運。要使新的神經細胞與神經網絡相連，一個方法是學習新東西。

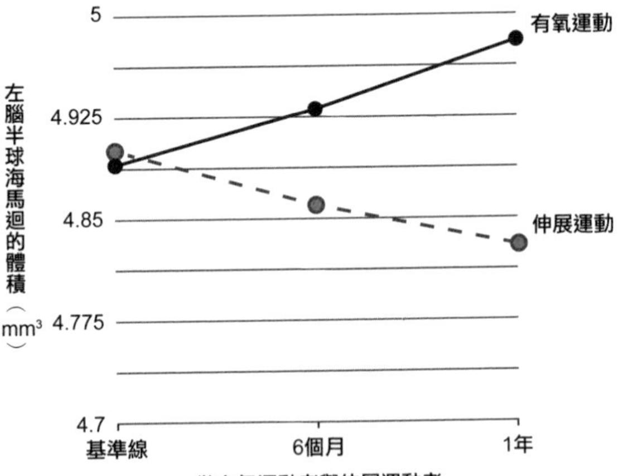

做有氧運動者與伸展運動者
一年後海馬迴的體積變化

根據二〇〇七年的一項研究，老鼠如通過水迷宮的測試，腦部的新生神經元就能與既有的神經網絡整合。[12]因為老鼠在水迷宮內游走，不只需要體力，還需要腦力。研究人員還發現，新生的神經細胞有其局限，輔以體力鍛鍊之助，這些細胞才能變得更敏捷、靈活。

所以說，運動能幫助神經細胞，使其變得更靈活，具有多工功能。儘管我們對運動如何促進腦力的了解未達分子的層次，然而已知BDNF能強化細胞和軸突、神經元之間的連結，激發神經再生。神經再生能賦予大腦學習新東西的能力，而學習更能強化新的大腦細胞與神經網絡。請記住，BDNF濃度升高，食欲就會減退。因此，如果有人覺得食欲不好控制，可以考慮利用運動達到目的。

研究人員了解BDNF和運動的關係之後，於是著手調查罹患腦部疾病者，或有這方面風險的人做運動的效果。西澳大學的羅頓史拉格教授（Nicola Lautenschlager）最近在《美國醫學會期刊》發表一篇報告。他發現老人如經常運動，經過二十四週之後，與控制組相比，記憶力、語言能力、專注力和其他重要認知功能，可改善十八倍。[13]運動組每週運動時間總計為一百四十二分鐘，平均每天為二十分鐘。研究人員認為這是由於血液循環變好、新血管生成、大腦長出新細胞，以及大腦可塑性提高。

哈佛研究人員也做過類似研究，發現運動與認知功能大有關係。參加此次研究的受試者，皆為上了年紀的女性。研究人員的結論是：在這個大型研究中，長期規律運動的人認知功能較強，也比較不會出現認知能力衰退的情況。體能運動對認知功能的好處為使人年輕大約三歲，並可使認知功能損失的風險減少二〇%。[14]

由於運動可為身體帶來多重益處，抗發炎的效果也跟著變強。正如前述，運動可啟動身體的Nrf2路徑，可抑制發炎反應，具體成果已可在實驗室中量測出來。研究人員再次證實，經常運動者的發炎標記C反應蛋白會變得比較少。

運動也可增加胰島素敏感性，可使血糖保持平衡，減少蛋白質的糖化。已有不少研究發現運動有助於糖化血色素（HbA1c）下降。例如，在一項知名研究中，研究人員告訴三十名參與者，生活習慣不必做任何改變（此為不運動的控制組），同時要另外三十五名參與者每週運動三次。[15] 過了十六週，運動組的HbA1c下降了〇．七三，而不運動那組則升高了〇．二八。亦即如果你的HbA1c是六，下降〇．七三代表HbA1c減少了一二%——可見，運動的效果可媲美降血糖藥的療效。

有動總比沒動好

好，我們已知運動對身體和大腦很好。但運動量要多少？要多規律？像是澆花、拔草、做家事、倒垃圾也可以算在內嗎？

為了回答這個問題，且讓我們看看拉許大學的記憶與老化研究計畫。這項計畫的研究結果就是第二四三頁的圖表。巴克曼醫師（Aron S. Buchman）研究每日運動對罹患阿茲海默症的風險，是否會有任何影響。巴克曼醫師發現久坐不動的人與常勞動的人（包括烹煮三餐、洗碗、打牌、推輪椅和清理居家環境）有相當大的差異。他利用一種像手錶一樣可戴在手腕上的活動量量測器，來量化所有的活動。受試者的平均年齡為八十二歲，在研究之初都未得到失智症。經過三年半的追蹤調查後，巴克曼發現在七百一十六位受試者中，有七十一位得了阿茲海默症。[16]

結果如圖示，活動量最低的一〇%，和活動量最高的一%相比，罹患阿茲海默症的風險增加了二三〇%。如果以活動量的強度來衡量，對比就更明顯了。活動強度最低的一〇%與最高的一〇%相比，前者罹患阿茲海默症的風險幾乎要比後者高出三倍。

巴克曼醫師下結論道，我們不可低估運動的價值。再說，運動不必耗費多少金錢、隨時隨地都可以做，又沒有什麼副作用。不管任何年紀，只要常起來動一動，就有保護大腦的效果。

找一種運動，動起來吧

當然，你不必一開始就有登上珠穆朗瑪峰的雄心壯志，也不必接受像馬拉松選手那樣的耐力訓練。但你必須規律運動，讓你的心臟跳快一點，到微喘、流汗的程度。

儘管有些研究發現，上了年紀的人練舉重一年之後，就能增強認知功能，但根據大多數的人體試驗及所有的動物實驗，只要是有氧運動，如跑步、游泳、騎自行車、爬山、快走，一個禮拜至少五天，一次至少進行二十分鐘，就有很大的成效。

我知道對大多數的人而言，永遠有比運動更重要的事要做，但我希望本章能鼓勵各位重新思考運動的重要。如果你沒有運動習慣，請你利用一個禮拜的時間實行運動計畫看看。

若你已有規律運動的習慣，則可設法增加運動的時間與強度，或是嘗試新的運動。

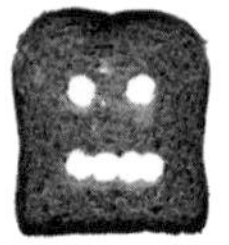

第九章

大腦，晚安

利用瘦素統馭你體內的荷爾蒙王國

在明日來臨前，為今日好好做個終結，
用睡眠在今明之間築起一道厚實的牆。

——愛默生

四十八歲的山繆是股票經紀人。十一月底的一天，他來到我門診，希望我能「讓他變成一個健康的人」。儘管這樣的要求很籠統，但我知道他真正想要的，就是幫他從痛苦的谷底爬出，過著健康、有活力的生活。

這對任何醫師來說，都是一大挑戰，但我已從他那腫脹的臉龐看出一點端倪。我探問他的病史，聽他述說。他有甲狀腺低下的病史，正在服用藥物治療。

他說，他覺得生活壓力很大，但認為他的整體健康情況「還不錯」。儘管他過去沒有其他疾病，但他提到他兒子在嬰幼兒時期對固體食物「很敏感」，經醫師診斷有麩質過敏的問題。

接著，我們深入討論他的甲狀腺病症，原來他曾得橋本氏甲狀腺炎。這是免疫系統異常造成的，致使甲狀腺遭受免疫系統的攻擊。

我請他接受麩質過敏的檢驗，發現他有嚴重的麩質過敏問題，在二十四種抗體的檢驗中，他只有一種正常。他不得不吃無麩質飲食。

其實，從他兒子的經驗和他的麩質檢驗結果來看，即可以預料他吃無麩質飲食之後，健康會大有改善。四個月後，我收到他的來信。我在讀信之時，不由得露出微笑。

他在信中坦承，他來我這裡就診之時，健康早就亮起紅燈。那時他對我說，他的身體健康情況「還不錯」，顯然沒有說實話。他在這封信才吐實道：

> 你為我診斷出麩質過敏的問題之前，我就像掉進一個不斷往下的漩渦……儘管我才四十歲出頭，也有每天運動的習慣，但一直有揮之不去的倦怠感，覺得每天都過得好辛苦……我的情緒愈來愈糟，常為了一點小事大發雷霆……

接著，我陷入憂鬱，無法擺脫負面的想法。我覺得自己就快活不下去……今天，我就像變成另一個人似的，可以隨遇而安，一整天都覺得很有精神，而且每晚都可以一覺到天明。我關節痛的老毛病也好了。我現在頭腦清晰，專注力提高很多。最棒的是，我肚子那圈肥肉不到兩個禮拜就消下去了。醫生，謝謝你讓我重生。

儘管山繆沒提到他睡不好，但我為他診療之時，感覺他已經有一段時間沒睡好覺了。他看起來筋疲力竭，還有許多長期失眠的病徵。我有很多病人來找我治療之前都是這樣，很久不知一夜好眠的滋味。山繆可能會以為他能睡得好，是因為吃無麩質飲食。但睡眠與飲食的因果關係有點複雜。山繆可以每天都睡得好之後，全身才能進行深度修復，包括體內的荷爾蒙系統、情緒、身體和精神。我可斷言，每天都睡得好就是山繆恢復健康的關鍵，才能讓他達成目的：真正變成一個健健康康的人。

大多數的人都低估了睡眠的功效。睡眠是我們生命中最寶貴的資產，不但不會耗費金錢，而且是維持健康不可或缺的。其實，睡眠也是預防大腦衰退的重要工具。

睡眠科學

近十年來，睡眠科學一直是媒體關注的話題，因為我們已可從全新的科學角度來了解睡眠的價值。不管是實驗室研究或臨床試驗皆已顯示，身體的每一個系統都深受睡眠質量好壞的影響，尤其是大腦。[1]科學家已證實睡眠有許多好處：睡眠會影響食量和代謝速率，睡得好才容易達成理想體重，此外睡眠可幫助我們對抗感染，讓我們的思考更為敏捷，有助於我們對付壓力，迅速處理資訊、學習新東西，記憶的組織與儲存也得靠睡眠。[2]對大多數的人，充足的睡眠意謂每天至少可熟睡七個小時。

睡眠對基因也有很大的影響。

二〇一三年初，英國研究人員發現，只要失眠一個禮拜，就有七百一十一個基因的功能受到損害，而這些基因關係到我們的壓力因應、發炎反應、免疫系統和新陳代謝。[3]這些身體功能受損，大腦也會遭殃。身體如要有源源不斷的蛋白質更新、修復受損組織，都得依賴這些基因，但如失眠致使這些基因無法運作，身體就會蒙受很大的傷害。儘管我們也許無法察覺睡眠品質欠佳對基因的影響，但一定可從長期失眠體驗到這樣的痛苦，包括意識混亂、記憶喪失、腦筋混沌、免疫力差、肥胖、心血管疾病、糖尿病和憂鬱症。這些症狀都和大腦有密切關連。

最近，我們也了解很少人能得到身體真正需要的充足睡眠。一○%的美國人有長期失眠的問題，但至少有二五%的人有時沒睡好。[4] 此外，科學家也正在研究睡眠品質對大腦的影響。如果睡八小時但睡眠品質不良，是否好好睡個六小時會比較好？睡眠占人生的一大部分，我們都認為自己對睡眠很了解，上面的問題很容易回答。但科學家仍發現，睡眠有不少謎團尚待解開，甚至想知道睡眠對男性和女性，是否會造成不同的影響。

我在寫這一章之時，剛好讀到一篇最新研究，此文主要探討睡眠與饑餓的關係。根據研究結果，失眠對荷爾蒙有影響，因此失眠對男性和女性造成的衝擊各有不同。[5] 雖然睡眠障礙會使人吃得比較多，不管男性或女性都是如此，然而激發男女兩性饑餓感的機制卻大有不同。男性在缺乏睡眠之下，胃部會分泌較多的饑餓素（ghrelin），這是一種會刺激食欲的荷爾蒙。反之，女性若缺乏睡眠，饑餓素並不會因此增加，但抑制食欲的腸道荷爾蒙GLP-1則會減少。儘管這樣的荷爾蒙變化並不會使男女雙方的行為出現差異，亦即雙方都有過食的傾向，但這表示我們還不甚明瞭身體對睡眠的生化反應。

關於睡眠，我們的確知道一點，也就是年紀愈大，愈容易睡不好。睡不好的原因很多，多半是由於疾病。四〇%的老人，會因為一些長期的睡眠障礙而無法安睡，如睡眠呼吸中止症或失眠。研究顯示，睡眠中斷會導致認知能力衰退。加大舊金山分校的精神科醫師雅菲（Kristine Yaffe），致力於研究哪些人較容易出現認知能力受損和失智症。她在記憶失調門診發現很多病人都有同樣的問題，也就是很難入睡，而且睡眠品質欠佳。病人陳述，他們白天常覺得很累，必須小睡一下。雅菲醫師進行一系列的研究，對一千三百位以上年齡超過七十五歲的人展開長達五年的追蹤調查。她發現有睡眠中斷問題的病人，如得睡眠呼吸中止症等睡眠疾患者，日後罹患失智症的風險會高出兩倍多。生理時鐘錯亂者或睡到一半會醒來的人，得失智症的風險也會增加。[6]

生理時鐘是健康的核心。六週大的新生兒已開始建立生理時鐘，使生理活動跟隨日夜出現週期性的變化。在一天二十四小時中，環境的日照、溫度等會有周期變化，我們的生理節奏，如荷爾蒙濃度、體溫、清醒與睡眠等，也會跟著變化。如果生理節奏失調，無法配合日夜變化，我們就會覺得不舒服或疲倦。這也就是為何我們飛到其他時區之時，必須盡快調整時差問題，好讓身體適應新的周期變化。

我發現很多人不了解生理節奏根植於睡眠習慣，且這節奏是由大腦掌控。我們體內的荷爾蒙系統，也和生理時鐘息息相關。最明顯的例子就是體溫。體溫是由體內幾種荷爾蒙控制，白天體溫會上升，黃昏的時候會下降一點，晚上最高，然後逐漸下降，在清晨最低，天亮之後，再慢慢上升，進入新的周期。如此日復一日。值大夜班的人因此難以保持規律的睡眠模式，也就容易罹患嚴重疾病。難怪英文的上大夜班稱為「值墳墓班」（graveyard shift）。

所以，下次你要是覺得特別倦怠、心情不好、容易口渴或饑餓、情緒低落、健忘、如驚弓之鳥、脾氣暴躁甚至情欲高張，可能都得懷疑是否最近睡眠欠佳。我們必須保持規律、可靠的睡眠習慣，睡得飽、精神好，體內的荷爾蒙才能正常。

關於荷爾蒙，已有非常多的專著，但我們將把焦點放在睡眠與大腦健康的關連，其中最不為人知的一種荷爾蒙就是瘦素（leptin）。瘦素與身體發炎反應有關，我們是否很想吃碳水化合物，也會受到瘦素的影響，而睡眠不良則會抑制瘦素的分泌。瘦素可說是體內生理反應的總指揮，如果你能控制瘦素，就能統治體內的荷爾蒙王國，有益大腦與身體。

瘦素：荷爾蒙王國的統治者

一九九四年，有一項撼動整個醫學界的發現，改變了我們對人體與複雜荷爾蒙系統的認知，也更加了解睡眠和荷爾蒙系統的關係。就在我們認為科學家已對所有荷爾蒙及其功能瞭如指掌之時，研究人員又發現了一種新的荷爾蒙，也就是瘦素。[7][8]瘦素不只是一種普通的荷爾蒙，而是像胰島素一樣重要，會影響其他所有的荷爾蒙，並控制海馬迴的功能。海馬迴等於是你內在恐龍居住的地方。這是個原始結構，位於大腦顳葉之內，負責生理節奏，涉及非常多的生理功能，從饑餓到性皆在其中。研究人員直到十年前才發現瘦素，是因為這種荷爾蒙存在於一個讓人想不到的地方，也就是脂肪細胞。

我先前提過，我們一向認為脂肪細胞只是把多餘的卡路里儲存起來，以備不時之需。現在才知道這油滋滋的組織和其他重要器官一樣，對我們的生理反應有重大影響。多虧瘦素的控制，我們才不會一直吃，吃到腦滿腸肥仍不知飽足。然而，我得先解釋一下。首先，瘦素就像體內大多數的荷爾蒙一樣複雜。說來，整個荷爾蒙系統錯綜複雜到令人難以想像的地步。荷爾蒙之間的關係更是難分難解，本書無法全部描述清楚，只能把重點勾勒出來，讓你了解如何控制自己的荷爾蒙，以免讓大腦受害。

基本上來說，瘦素是最原始的生存工具，與饑餓的代謝作用、荷爾蒙反應和行為息息相關。因此，瘦素對我們的情緒和行為皆有很大的影響。瘦素就像是守門員，你了解這種荷爾蒙的特性之後，就知道如何調節自己的荷爾蒙系統，增進健康。

雖然瘦素位於脂肪細胞，並不代表這就是一種「壞東西」。的確，瘦素過量會引發種種問題，特別是退化性疾病以及使人壽命減短。但適量的瘦素剛好相反，不但能減輕老化帶來的衝擊，還能延年益壽。你對瘦素的反應愈敏銳，身體就愈健康。怎樣才算是「敏銳」呢？也就是你體內的接受器能很快感知瘦素的存在，並利用這種荷爾蒙執行各種功能。營養治療師嘉高達思（Nora T. Gedgaudas）在《原始的身體，原始的心靈》（*Primal Body, Primal Mind*）一書為瘦素下了一個簡要的定義：

> 哺乳類的新陳代謝皆是由瘦素所控制。大多數人認為新陳代謝的速率應該是由甲狀腺控制，但實際上甲狀腺又是由瘦素控制的。瘦素監控體內能量的儲存，決定我們是否該覺得饑餓，儲存更多的脂肪或燃燒脂肪。瘦素也是發炎

反應的指揮，甚至能控制我們的交感神經。如果你的荷爾蒙系統出現差錯，如腎上腺或性荷爾蒙，除非你的瘦素濃度恢復正常，否則問題無法真正獲得解決。[9]

嘉高達思形容瘦素「後來居上」，我再同意不過。下次，你放下手中叉子，離開餐桌，你該好好感謝瘦素。如果你的胃部已充滿食物，脂肪細胞就會分泌瘦素，告訴你的大腦別再吃了。瘦素可說是進食的剎車器。由此可知，瘦素濃度低下的人會一直吃，一直吃。二〇〇四年有項重要研究發現，瘦素濃度下降二〇％，則饑餓的感覺和食欲將會增加二四％，使人垂涎於高熱量、富含碳水化合物的食物，特別是甜食、太鹹的點心和澱粉類食品。[10]為何瘦素濃度會下降？原因就在睡眠不足。[11]光從睡眠研究就可發現，我們對荷爾蒙的調節不知道的地方還多著呢。

儘管瘦素和胰島素是對立的，還是有很多相似之處。這兩種荷爾蒙都是會助長發炎反應的分子。瘦素是一種發炎細胞激素，是身體發炎反應的要角，而且可控制其他在全身脂肪組織中的發炎分子。這可解釋為何過重和肥胖的人，容易出現發炎問題，罹患腦部疾病、精神疾病和神經退化性疾病的風險也比較高。再者，瘦素和胰島素在體內皆屬於層級高的荷爾蒙，能發號施令，因此這兩種荷爾蒙失衡對全身所有的系統都能造成很大的傷害。此外，碳水化合物是兩者的共同「損友」，你吃進愈多精製碳水化合物，瘦素和胰島素都愈難發揮正常功能。

先前我曾解釋過，碳水化合物使胰島素的分泌出現障礙、血糖失衡，會造成胰島素阻抗。攝取過量的碳水化合物也會使瘦素升高，而瘦素接受器的反應卻愈來愈遲鈍，最後形成瘦素阻抗。身體就像聾了一樣，聽不到瘦素的命令。簡而言之，你的瘦素交出掌控權，讓身體遭受摧殘，功能紊亂。也就是說，儘管瘦素濃度上升，仍無法將訊息傳送到大腦，讓大腦知道你該停止進食。於是你無法控制食欲，吃再多都沒有飽足感，不停吃，體重於是不斷上升，體態臃腫。如此一來，你罹患腦部疾病的風險也會變大。研究顯示，體內的三酸甘油脂濃度上升，代表吃進太多碳水化合物，會造成瘦素阻抗。[12]

瘦素如果失衡，不是吃任何藥物或營養補充品得以解決的。只有良好的睡眠品質，並吃下有益健康的食物才能挽救。

你是否有瘦素阻抗的問題？

我們必須問自己是否有瘦素阻抗的問題。在美國，應該有幾百萬人已出現典型的瘦素阻抗。如果你吃很多碳水化合物，又睡不好，必然是瘦素阻抗俱樂部的正式會員。羅斯戴爾（Ron Rosedale）和柯爾曼（Carol Colman）在《羅斯戴爾飲食法》（*Ron Rosedale and Carol Colman's the Rosedale Diet*）一書觸及瘦素與體重控制的問題，也列舉了瘦素阻抗的多種徵兆。其實，胰島素阻抗者也有這些徵兆：[13]

- 過重
- 無論多麼努力運動，也無法改變體態
- 減肥減不下來
- 老是嘴饞，想吃零食
- 飯後覺得疲倦
- 經常覺得焦慮或壓力很大
- 老是覺得餓，或是三更半夜還想吃東西
- 飯後還想吃點心

- 空腹三酸甘油脂大於 100 mg/dL，和膽固醇差不多高或更高
- 有骨質疏鬆症
- 很難入睡，或是睡著了之後又容易醒來
- 高血壓
- 常常想吃糖或想來杯咖啡提神
- 肚子有一圈肥油

如果你認為你有瘦素阻抗的問題，別緊張。第十章的四週行動計畫，可以助你回到健康的正軌。

瘦素的反面：饑餓素

與食欲有關的荷爾蒙還有一種，也就是饑餓素。如果瘦素是「陽」，饑餓素就是「陰」。饑餓素是胃部分泌的荷爾蒙，在胃袋空空如也時便會分泌出來，促進你的食欲。饑餓素也會傳送訊息到大腦，說你得吃東西了。換言之，你的食欲是否正常、你的飽足感、能否控制美食的誘惑，就看瘦素和饑餓素一起跳的探戈

表現如何。

根據睡眠研究，男性如睡眠不足，饑餓素會升高，因此引發食欲，想吃含碳水化合物多的東西或零食。然而，這些東西統統進入肚子之後，又很容易變成脂肪。如果控制食欲的荷爾蒙失調，大腦與胃就會形同陌路。儘管你已吃到肚子快撐破了，你還是想繼續吃，完全無法抗拒食物的誘惑，於是愈來愈胖。這樣的惡性循環將使你血糖失調，啟動發炎路徑，當然罹患腦部疾病的風險也升高了。簡而言之，如果你不能控制饑餓感和食欲，你的血液化學、新陳代謝、腰圍和大腦都很危險。

在四週行動計畫的第三週，請你把焦點放在睡眠品質的提升，以控制體內的荷爾蒙系統。這可關係到你大腦的命運。如果你照我的計劃執行，應該不需要吃安眠藥。對大腦來說，最好的睡眠當然是自然的。

第三部

告別穀物腦

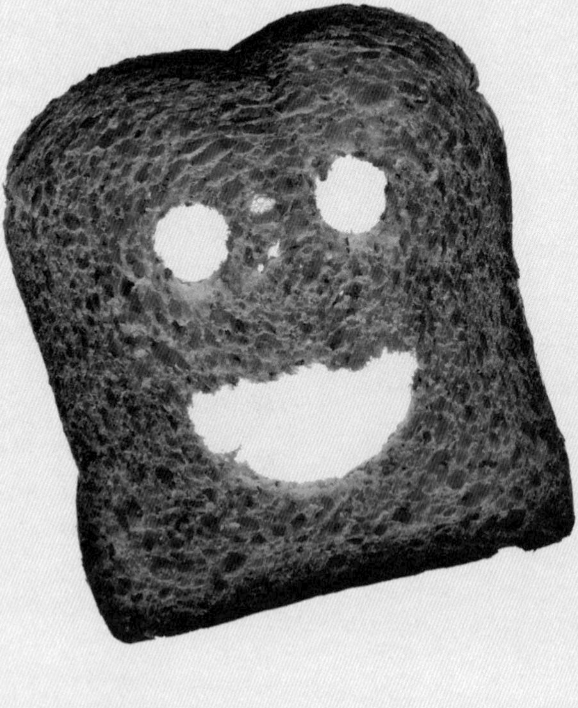

恭喜你。你應該知道採行什麼樣的飲食法和生活習慣，就能擁有功能卓越的大腦了。關於這點，很多醫師甚至還不知道呢！如果你還沒開始依照本書的建議調整生活方式，現在就是你實踐的機會。你可按照下面的建議，進行為期四週的行動計畫，擺脫對碳水化合物的依賴，設法使你的身體回復到最佳狀態。如果你接受抽血檢驗，醫師將會稱讚你的血糖、發炎指標和膽固醇都控制得很好。這樣的夢想其實不難達成。說到生活習慣的改變，儘管只是小小的改變，似乎都會讓人覺得很辛苦，你懷疑自己是否能夠棄絕這樣的習慣，怕自己會覺得餓，而且失去很多樂趣，擔心不能持續下去。你的決心可能會動搖，心想花了這麼多時間，最後會不會徒勞無功？你能使這樣的生活方式變成新的習慣嗎？

你不必懷疑。這個策略一點也不複雜，還可以依照你個人的喜好與選擇，在規則與適應之間取得平衡，極具彈性。完成四週行動計畫之後，你就知道如何步上健康生活的正軌。你愈嚴守原則，就愈快收到成效。請記住，這個計畫不只是對身體有好處，讓你的腰圍變小，對你的大腦健康和心靈，也有很大的幫助。

但你得到的回饋還不只是這樣。你會發覺，生活的每一個層面都不一樣了。你覺得更有信心、自尊，也覺得更年輕，更能掌握自己的生活和未來。你的抗壓性變強了，不再逃避與人往來，凡事變得積極，能過著家庭、職場兩得意的生活。簡而言之，你將比以前更快樂，能完成的事變多了，而你的成功將為你帶來更多的成功。由於你的努力，你的人生變得更豐富、圓滿，也更有活力。因此，你絕不會想走回頭路。我知道，你必然可以做到。為了你自己和你所愛的人，你必須這麼做。你得到的收穫將遠超過你的想像。但相對的，若你輕忽這樣的建議，代價可不小。

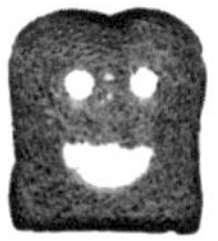

第十章

四週無麩質飲食挑戰計畫

在我們家，只有履歷清楚的食物才能上桌。

——波倫（Michael Pollan）

好了，重點來了。有些人想到從此不能再吃心愛的碳水化合物，或許會覺得難過。我很了解，對有些人來說，要和麵包、義大利麵、糕餅、點心等告別簡直心如刀割。

改變的確是不容易的，要改變長久以來的習慣更是難上加難。常有人直截了當地問我：「天啊，那我能吃什麼？」有人擔心不能吃糖、小麥製品、碳水化合物之後，反而更難抵擋這些食物的誘惑，害怕身體會反彈，之後反而吃得更多。他們懷疑這在真實世界是否行得通，如果他們的辭典沒有「意志力」這個詞彙。

首先，我要向各位說明，這的確是可行的。你只要踏出第一步，就可親身體驗到效果了。只要幾天或一、兩個禮拜，你就可感覺腦筋變得更清楚、睡得更好，精力也更充沛。你的頭痛發作次數變少了，能應付壓力，也覺得更快樂。如果你本來有慢性神經疾病，如ADHD、焦慮症或憂鬱症，你可能也會發現症狀減輕，甚至消失了。過了一段時間，你會發現自己體重下降，健康檢查結果大有改善。要是你能窺視大腦，將會發現這個器官正在發揮最大的效能。

你最好能在這個新計畫開始前先和醫師討論一下，特別是如果你有任何疾病，像是糖尿病的話。若你要實行一日斷食（參看二八四頁），這點非常重要。只要一個月的期間，你將可達成下列四大目標：

一、使你身體所需的能量不再倚賴碳水化合物，並增加有益大腦健康的營養補充品。

二、在每日活動當中增加運動。

三、一星期七天，每天都能一覺到天亮，獲得充分的休息。

四、建立新的生活規律，從此之後皆能保持健康習慣。

我把這個計畫分成四週，每一週都把焦點放在特定的目標上。在計劃開始前的幾天，你必須接受身體檢驗，以了解如何設定基準線。你也必須利用這幾天的時間整理廚房，準備營養補充品，開始設法戒除碳水化合物。你可考慮在實行計畫的前一天進行一日斷食。

第一週的目標為「食物」。你可參照下一章的食譜來規劃每日飲食。

第二週的目標為「運動」。請你開始進行規律運動。我也會給你一些建議，讓你多動一些。

第三週的目標為「睡眠」。請你把焦點放在睡眠習慣，依照幾個簡單的原則來提高睡眠品質，包括週末在內，每天都睡得很好。

第四週的目標為「整合」。我會幫助你達成上述目標以建立新的行為。請別懷疑自己的能力，擔心會失敗。我在設計這樣的計畫時，就是著眼於簡單與容易實行。

第一週之前的準備工作

決定你的基準線

在實行飲食計畫之前，請盡可能完成下面檢驗項目。請參看左邊的理想值。

檢驗項目與理想值：

- 空腹血糖低於95 mg/dL
- 空腹胰島素低於8 μiU/ml（最好能低於三）
- 糖化血色素HbA1c4.8%～5.4%
- 果糖胺188～223 μmol/L
- 同半胱胺酸低於8μmol/L
- 維生素D 80 ng/mL
- C反應蛋白0.00～3.0 mg/L
- 麩質過敏測試（賽瑞克斯序列3）

完成這個四週計畫之後，請再接受一次檢驗。有些檢驗結果也許要等幾個月之後才能看得到成效，特別是三、四個月才檢驗一次的糖化血色素。如果你從第一天開始，就嚴格執行，應該不到一個月，就可發現血糖和胰島素明顯有進步。這可成為你繼續下去的動力。

果糖胺的檢驗和糖化血色素的檢驗類似，可量測出一段時間的平均血糖值，但只要兩、三週就可看出變化。如果你還看不到糖化血色素有何改變，可看果糖胺檢驗值的變動。

同半胱胺酸這種像胺基酸的物質對腦部有害。正如上面所述，同半胱胺酸的濃度最好低於 8 μmol/L。如濃度已達 14 μmol/L，根據《新英格蘭醫學期刊》上的報告，得阿茲海默症的風險將會加倍（我在初診看到的病人，大部分都沒這麼高）。如血中濃度達 10 μmol/L，已算過高。

同半胱胺酸的濃度很容易調整。很多藥物都會抑制維生素 B 的吸收，而使同半胱胺酸濃度升高（請參看 drperlmutter.com 列出的藥物資料），然而只要你多補充某些維生素 B 和葉酸，同半胱胺酸的濃度就會下降。一般而言，我會要求同半胱胺酸濃度過高的病人，每日服用五十毫克的維生素 B6、八百毫克的葉酸，和五百毫克的維生素 B12，三個月之後再檢驗一次，看成效如何。

如果你體內的維生素D濃度很低，別緊張。大多數的美國人都有維生素D不足的問題。儘管補充了維生素D，通常需要一段時間，體內濃度才會上升。你可先服用5,000 IU（國際單位），一日一次，兩個月之後再檢驗體內維生素D的濃度。如果兩個月後，你體內維生素D濃度只有50 ng/mL或更低，則可增加5,000 IU，兩個月後再檢驗看看。

重要的是你體內維生素D的濃度，而非你服下多少劑量。儘管30-100 ng/mL皆屬於正常值，最好保持在80 ng/mL，也就是正常值的中點。為了達到最佳濃度，要服用多少劑量，請與醫師討論。在你達到理想值之後，則每日服用2,000 IU就足夠了。

C反應蛋白則是發炎指標，該低於1.0 mg/L。C反應蛋白的數值通常需要好幾個月才能改善，然而如果你認真實行這個健康計畫，也許一個月後就能看出進步。

最後，我建議各位還是要接受賽瑞克斯序列3檢驗。這是麩質過敏最好的檢測方式。以我的經驗而言，一般的乳糜瀉實驗室檢驗不夠靈敏，可以不做，還是賽瑞克斯序列3的檢驗可靠。

準備你的營養補充品

這是你每天都必須服用的營養補充品。使用劑量請參看第二七七到二七八頁上的建議。你可在健康食品專賣店、藥局、超市或網路商店購買。推薦品牌請參看www.drperlmutter.com。益生菌應該空腹服用，但其他營養補充品則不限。像薑黃和白藜蘆醇因為是水溶性，很容易代謝掉，最好每日服用兩次。維生素D和DHA則是油性，每日服用一次即可。有關每一種營養補充品的介紹，請參看第七章的介紹。

由於每一個人的體質、疾病大不相同，請與醫師討論，以妥善調整劑量。本書列出的劑量雖然大人、兒童皆適用，然而如果兒童欲服用，請與小兒科醫師商討，根據小朋友的體重來調整。例如，以我在門診看到的病人為例，如果是不到十八個月大的小寶寶，我開立的DHA處方是每日一百毫克，之後再增加為每日二百毫克。如果是ADHD病童，需要劑量則比較高，約為每日四百毫克。

硫辛酸每日600 mg

椰子油一天一大匙，直接飲用或料理餐點時加入

DHA每日1,000 mg（含EPA的天然魚油或藻油皆可）

益生菌每次一顆膠囊，一日服用三次，需空腹。每一顆益生菌膠囊，至少要含有一百億個活菌。請選用含有多種菌種（至少十種，包括嗜酸乳桿菌與雙歧桿菌（又稱比菲德氏菌））的益生菌保健品

白藜蘆醇每日服用兩次，每次100 mg

薑黃每日服用兩次，每次350 mg

維生素D每日5,000 IU

清理你的廚房

為了開始你的飲食新生活，你必須清點你的廚房食材，丟掉不會再吃的東西。請清除下列食品：

- 所有含有麩質的食品（參看第九四到九六頁），包括全穀和全麥製品，如麵包、麵條、義大利麵、糕餅、烘焙食品和早餐麥片。
- 所有經過加工的碳水化合物、糖和澱粉：玉米、山藥、馬鈴薯、甘薯、洋

芋片、小鹹餅、餅乾、糕點、馬芬、披薩、蛋糕、甜甜圈、甜餅、糖果、能量棒、冰淇淋／霜凍優格／雪酪、果醬、蜜餞、番茄醬、起司片／起司條、果汁、果乾、運動飲料、汽水、油炸食物、蜂蜜、龍舌蘭糖漿、糖（白糖和紅糖）、玉米糖漿、楓糖漿。

- 包裝標示「無脂」或「低脂」的食物（除非食物本身就是低脂或無脂，如水、芥末醬或巴薩米可醋）。
- 乳瑪琳、植物性酥油、任何廠牌的烹調用油（包括黃豆油、玉米油、棉籽油、芥花油、花生油、紅花籽油、葡萄籽油、葵花油、米糠油和小麥胚芽油），即使是有機的也不能使用。
- 未發酵的黃豆製品（如豆腐、豆漿）、黃豆加工品（看食品成分是否含「豆蛋白質」），也別吃豆製的乳酪、漢堡、熱狗、冰淇淋和優格。請注意：有些天然釀造的醬油雖然不含麩質，但市售品牌還是很多含有微量的麩質。盡可能選用百分之百由黃豆釀造、不含小麥的醬油。

當心包裝標示「無麩質」的食品。有些食品因為本來就不含麩質，因此沒問題。然而，還有很多標示無麩質的食品是加工食品，例如以其他成分來代替麩質。這些替代品包括太白粉、粗玉米粉、米澱粉、番薯粉、木薯粉等，都會使血糖大幅升高。再者，這類食品也可能含有微量麩質。美國食品暨藥物管理局已於二〇一三年宣布「不含麩質」食品標示準則，也就是食品成分所含麩質不得超過**20 ppm**，才能標示為無麩質。我們也得特別注意標示不含麩質的醬料、醬汁和玉米粉產品（如塔可餅、馬鈴薯蛋餅、早餐麥片和玉米脆片等）。

食材補給

下面的食物都可自由食用（盡可能選擇有機食品或當地的全食物。冷凍食物亦可）。

- 健康脂肪：特級純橄欖油、芝麻油、椰子油、草飼動物的脂肪、有機牛油或來自草飼牛的牛油、印度酥油（從牛奶精煉的油）、杏仁牛奶、酪梨、椰子、橄欖、堅果、堅果油、乳酪（藍酪除外）以及各種種子油（亞麻籽油、葵花油、南瓜籽油、芝麻油、鼠尾草籽油。）
- 草本香草與調味料：請注意產品成分標示。別用市售番茄醬和酸甜醬，不含麩質、小麥、黃豆和糖的芥末、辣根、酸豆橄欖醬、莎莎醬則可放心使用。除此之外，草本香料和調味料並無特別限制，但還是要當心小麥和黃豆的加工產品。

- 含糖份低的瓜果類：酪梨、甜椒、小黃瓜、番茄、櫛瓜、金線瓜、南瓜、茄子、檸檬、萊姆。
- 蛋白質：全蛋、野生魚類（鮭魚、黑鱈魚、鯕鰍魚、石斑魚、鯡魚、鱒魚、沙丁魚）；貝類及軟體動物（蝦、螃蟹、龍蝦、淡菜、蛤、牡蠣）；草飼動物的肉、家禽、豬肉、牛肉、羊肉、肝臟、野牛肉、雞肉、火雞肉、鴨肉、鴕鳥肉、小牛肉以及其他野味。
- 蔬菜：萵苣、芥藍菜、菠菜、青花菜、甘藍菜、火焰菜、高麗菜、洋蔥、蘑菇、花椰菜、球芽甘藍、德國酸菜、洋薊、苜蓿芽、青豆、芹菜、大白菜、蘿蔔、水田芥、蕪菁、蘆筍、大蒜、韭菜、茴香、紅蔥、青蔥、薑、豆薯、歐芹、荸薺。

以下食材可適量食用（最多一天一次，最好每個禮拜只吃兩、三次）：

- 紅蘿蔔和蒲芹蘿蔔（又稱防風草根）。

- 茅屋起司、優格和克菲爾發酵乳：烹飪時可少量使用或當配料。
- 牛奶與鮮奶油：烹飪時少量使用或加在咖啡或茶裡面。
- 豆類植物（青豆、扁豆、豌豆）。例外：鷹嘴豆泥可多吃。
- 不含麩質的穀物：穀粒莧、米（糙米、白米或野米）、小米、藜麥、高粱、苔麩。（關於燕麥：雖然燕麥不含麩質，但在小麥碾製廠加工處理時，很容易受到麩質汙染，因此最好選用保證不含麩質的燕麥產品。）此外，無麩質穀物在加工和包裝處理的過程中，因穀物結構改變，食用之後，會增加發炎反應的風險。因此，最好別吃太多。
- 甜味劑：天然甜菊糖和巧克力（可可成分達七〇％以上的黑巧克力）。
- 完整的水果：最好多吃莓果，當心糖份高的水果，如杏子、芒果、甜瓜、木瓜、李子和鳳梨。
- 酒：一天可喝一杯，紅酒為佳。
- 蛋：地球上最完美的食物。

在此，不得不為蛋說幾句話。蛋可說是現代最常遭到誤會的食物。首先，我要提出兩個很少人記得的事實：（一）科學家仍未證明來自動物的膳食脂肪（即飽和脂肪）與含膽固醇的食物，會使你的血清膽固醇上升，增加冠狀動脈心臟病的風險。你吃下的膽固醇不會變成血中的膽固醇。

（二）研究人員比較血清膽固醇濃度與蛋攝食量的關係，發現少吃蛋或不吃蛋，血清膽固醇濃度不會因此降低。其實，攝取膳食中的膽固醇，反而能減少體內膽固醇的生成。血液檢驗的膽固醇濃度數值，其中八〇％以上都是肝臟製造出來的膽固醇。

《英國營養學會通訊》曾刊登一篇文章，題為〈有關蛋與膳食膽固醇的迷思〉，文章中說：「一般人以為蛋會使血中的膽固醇增加，因此有害健康。這是錯誤的觀念，然而有些醫療專業人士也抱持這樣的看法。研究已經證明，富含膽固醇的食物與血中膽固醇過高，在臨床上相關性極低。[1]」

對於蛋的偏見始於七〇年代的美國，影響深遠。目前已有數十項研究證明蛋的營養價值高，幾乎可算是世界上最完美的食物，蛋黃尤其營養。[2] 二〇一三年，康乃狄克州立大學的研究人員發現，每天吃低碳水化合物飲食、多吃蛋，即可增進胰島素敏感性，降低罹患心血管疾病的風險。[3] 全蛋除了具有健康的膽固醇，也含有我們需要的胺基酸、維生素與礦物質，還有保護眼睛的抗氧化物，而且每顆蛋只有七〇大卡。蛋也能提供充足的膽鹼，對大腦健康和懷孕的婦女非常重要。我每次看到食譜上的煎蛋捲標榜都是用蛋白做的，就不由得眉頭深鎖。真希望有更多的人能為美味、營養的蛋喉舌！

因此，我設計的無麩質食譜常會用到蛋。不要害怕。蛋可說是最好的早餐，可以調整你的血糖，使之平衡。再者，蛋的料理方式很多，不管是煎蛋、炒蛋或水煮蛋都很美味。你可在週日晚上煮一鍋水煮蛋，就可當早餐或點心吃一個禮拜。

斷食

你最好在第一週計畫開始前，先斷食一日。斷食可加速你身體燃燒脂肪的速度，產生有益身體和大腦的生化物質。很多人都覺得禮拜天斷食比較方便（禮拜六晚餐過後就停止進食，禮拜一早上再開始吃東西）。

斷食的原則很簡單：在二十四小時的斷食期間不吃食物，但必須喝大量的水。要避免含咖啡因的飲料。如果你必須吃藥，則繼續服用，不必中斷（若你吃的是降血糖藥，則必須先與醫師討論）。你要是覺得斷食會太痛苦，那在清理廚房、準備食材的那幾天，盡可能不吃含碳水化合物的東西即可。你的身體對碳水化合物愈依賴，就會覺得愈困難。

我希望我的病人能做到完全戒除含麩質食物，也盡量少吃其他含碳水化合物的東西。不會依賴碳水化合物的人，斷食期間可拉長。等你確立這樣的飲食習慣、希望藉由斷食獲得更大的好處，則可嘗試斷食七十二小時（但如果你有健康問題，還是必須先和醫師商量）。我建議一年至少斷食四次，最好的時機是在季節交替之時（九月、十二月、三月和六月的最後一週）。

第一週：食物

現在，你的廚房已準備就緒，可以按照新的飲食原則來準備餐點了。你可參照下一章的食譜來安排每日菜單。你不必計算卡路里、限制脂肪的攝取量或擔心份量太多。我相信你能區分大份量和正常份量。同時，你也不必煩惱你吃了多少飽和脂肪和不飽和脂肪。

這種飲食的好處是你可自我調整。你不會吃太多，而且吃完的幾個小時內，你應該都有飽足感。如果你以碳水化合物為主，你體內的葡萄糖和胰島素將會急速飆升，但飽足感很短暫，只要血糖一下降，你就會覺得非常饑餓。若你改吃低碳水化合物、高脂肪的食物，就不會才剛吃飽，一下子又餓了，下午精神也比較好。

這套飲食法不會使你吃下過多的卡路里、能使你燃燒更多的脂肪，不再一直吃東西（很多人因為血糖不能平衡，常東吃西吃，不知不覺一天就多吃了五百大卡）。如此一來，你的腦力應該大有改善，可以揮別憂鬱、迷糊、遲鈍與疲勞。

在這個月當中，你必須完成的目標就是將碳水化合物的攝取量降到最低。在這四週中，你每天只能吃三十公克到四十公克的碳水化合物，之後則可把碳水化合物的量提高到每天六十公克。

儘管碳水化合物的量增加了二、三十公克，並不代表你可以吃披薩和麵包。你可多吃的是前面列出的「可適量食用的食材」，如整顆水果、無麩質穀物和豆類。如要知道你從這些食物吃進多少碳水化合物，可參看本人的網站資料（drperlmutter.com）。你可參考下一章的食譜或從中得到靈感，很快你就會了解低碳水化合物飲食為何。

至於膳食纖維的攝取呢？很多人擔心不吃小麥製品和麵包，就會缺乏膳食纖維。錯了！你要是以核果和蔬菜取代小麥製品，你吃下的纖維質反而會增多。你只需補充維生素等重要營養物質。照你先前的飲食習慣，這些營養物質可能也攝取不足。

如果你能一邊進行計畫，一邊寫下你的飲食手記，應該很有幫助。你可記下喜歡的食譜，以及讓你不適的食物（如每次吃芝麻就會胃痛或頭痛等）。有些人也可能對書中列出的食物過敏。例如，有麩質過敏問題的人，其中有一半也會對乳製品過敏。另外，研究人員發現，麩質過敏者可能也會對咖啡過敏。所以，開始實行飲食計畫之後，若你偶爾仍有身體不適感，則可接受賽瑞克斯序列4的檢驗，看看下列哪些食物也會讓你過敏：

穀粒莧／小米／斯佩爾特小麥／蕎麥／燕麥／木薯／巧克力／藜麥／苔麩／咖啡／米／乳清／乳製品／芝麻／酵母／蛋／高粱／大麻籽／黃豆

我建議你最好在前三週避免這些食物，早日養成新的飲食習慣。如果你必須外食，也比較不會吃到問題食物（參看第二九七到二九八頁的外食建議）。在前三週，你最好學習控制食欲，以免到餐廳看到滿滿富含碳水化合物的美食，又犯了失心瘋。

在第一週，請專心建立新的飲食習慣。你可以採用本書附的食譜，包括七日飲食計畫，或依照無麩質飲食的原則，設計自己的菜單。我已就早餐、午／晚餐和沙拉分類，提出許多點子，供各位參考。每一餐都必須含有健康脂肪和蛋白質。蔬菜完全不設限，但玉米、馬鈴薯、胡蘿蔔和蕪菁則必須限量。如果你按照第一週的計畫來實行，接下來自然知道該怎麼吃，不必為了三餐傷腦筋。

第二週：運動

如果你還沒有經常運動的習慣，本週目標在於使你每天做有氧運動，讓你的心跳比休息時快五〇％。請記住，這樣的新習慣養成後，之後皆力行不輟，你就不會動不動就筋疲力竭。別害怕挑戰你的身體，不斷鍛鍊，身體和大腦才能更健康。

要獲得運動的功效，每天都得流汗，強迫你的心肺更加努力。運動不但對你的心血管和體重管理有很大的幫助，只要經常運動，例如一個禮拜快走幾次，就可避免大腦萎縮。運動也會減少肥胖和糖尿病的風險——這兩者也是腦部疾病的重要因子。

如果你長久以來一直過著久坐不動的生活，只要每天快步走二十分鐘即可，之後再慢慢拉長走路時間。你也可增加速度和爬坡，以強化心肺功能，或在走路時兩手各拿一個兩公斤重的啞鈴，做雙臂屈伸，以訓練二頭肌。

如果你已經開始運動，看看是否能把運動時間增加為一天三十分鐘以上，一週五天。這週你可試試別的運動，如加入團體運動或騎自行車。除了一般健身房，到處都可以運動。你甚至可以在家，在電視機前，跟著健身DVD做運動。不管什麼運動，只要動起來就好！

理想的運動包括心肺功能訓練、肌力訓練和伸展訓練。你可先從心肺功能訓練開始，之後再增加肌力訓練和伸展運動。肌力訓練可在健身房進行或利用啞鈴，也可上瑜伽課或皮拉提斯課程。這些課程也包括伸展訓練。然而，你不一定要上課才能保持身體靈活。你甚至可以一邊看電視，一邊做伸展運動。

一旦你開始規律運動，就可以安排各種不同的運動。例如，星期一、三、五在室內騎一個小時的飛輪健身車，星期二、四上瑜伽課，星期六和朋友一起去爬山或游泳，星期天休息。不管如何，每天最好撥出一點時間來做運動。

如果你一整天忙得不可開交，找不到時間做運動，那就想想怎樣能讓自己多動。研究顯示，你只要挪出三個十分鐘來動一動，和一次做三十分鐘的運動效果差不同。例如，你有事要找同事討論，可以到外頭一邊走一邊談，或是晚上在家看電視時，一邊在地板上做伸展運動。盡可能，不要讓自己一整天坐著不動。比方說，你在講電話時，可以戴耳機，一邊走，一邊講，能走樓梯就不要坐電梯，或是把車停在遠一點的地方，再走回家。總之，活動量愈大，對你的大腦愈好。

第三週：睡眠

除了繼續新的飲食方式和運動，這週你要把目標放在睡眠。由於這個新生活計畫已進入第三週，拜飲食和運動之賜，你的睡眠品質應該比以前好一點了。但如果你每晚依然睡不到六個小時，你還可以設法將睡眠延長為七小時以上。你要是希望體內的荷爾蒙有著正常起伏，這是最低限度。

為了獲得最好的睡眠品質，你可以運用下面幾個訣竅：

一、維持規律的睡眠習慣。睡眠醫學專家稱此為「睡眠保健法」——亦即夜復一夜，藉由良好、充分的睡眠，使身體機能達到最佳狀態。首先，每天上床和起床的時間，一個禮拜七天，一年三百六十五天盡可能在同一時間。建立一套就寢的程序，包括放下工作的時間、刷牙、泡個溫水澡、喝花草茶等，告訴你的身體該睡了。我們哄孩子睡覺常會按照一定的程序，然而總是疏忽自己的睡眠。這麼做可以幫助我們盡快入睡。

二、找出干擾睡眠的原因，可能是藥物、咖啡因、酒精或尼古丁。咖啡因和尼古丁都會刺激腦部神經。如果有抽菸習慣，則必須戒菸。光是抽菸就可能增加各種疾病的風險。至於咖啡因，請避免在下午兩點過後喝咖啡，讓你的身體有足夠的時間處理咖啡因，以免影響睡眠。如果是對咖啡因特別敏感的體質，則必須在中午前喝咖啡，或者喝比較不含咖啡因的飲品。

若是你天天服藥，則請與醫師或藥師討論，你所服用的藥物是否會影響睡眠。有些藥房販售的成藥也會人精神亢奮，睡不著覺。例如有些暢銷的頭痛藥就含有咖啡因。雖然剛喝完酒會使人昏昏欲睡，但過了一段時間，也可能會影響睡眠。一種可分解酒精的酵素也會刺激腦部神經。酒精也會促使腎上腺素分泌，阻撓血清素的生成，而血清素是誘發睡眠的重要化學物質。

三、注意吃晚餐的時間。吃太飽或餓得咕嚕咕嚕都不適合上床睡覺，晚餐和上床時間最好相隔三小時。也要當心不容易在睡前消化完畢的食物，至於消化的快慢，每一個人都不同。

四、吃飯要定時，如此才能控制你的食欲荷爾蒙。如用餐時間延遲太久，荷爾蒙會失調，牽動神經系統，進而影響你的睡眠。

五、睡前吃個小點心。夜晚血糖低下可能會使人失眠。如血糖太低，身體會分泌荷爾蒙刺激大腦，讓你想吃東西。因此，可以在睡前吃個小點心，以避免三更半夜起來狂吃。可以選擇富含色胺酸的食物，因為這類食物可以助眠，如火雞肉、茅屋起司、雞肉、蛋、核果（特別是杏仁果）。但要當心份量，十來顆核果就可以了，可別在睡前還吃三顆蛋煎的蛋捲加上一盤火雞肉。

六、小心刺激性的食物或飲料。你已經知道，喝咖啡可以提神，但你可知，含有咖啡因的東西比比皆是。如果你依照本書的飲食建議，應該不會不知不覺吃進含有咖啡因的製品。某些食品因為所含的色素、調味料和精製碳水化合物具有刺激性，最好避免食用。

七、營造睡眠情境。別把電子產品放在床頭，讓大腦和眼睛隨時可能遭受刺激。讓你的臥室盡可能安靜，免除硬體、燈光和響聲的干擾（如電視、電腦、手機等）。一張舒適的床和觸感柔細的床單是值得投資的。睡意也是可以培養出來的（性也有助眠之效）。

八、慎用安眠藥。偶爾吃點安眠藥無妨，長期使用則會有問題。我們的目標是在不必服用安眠藥的情況下，每晚都能睡得香甜。有些抗組織胺會讓人嗜睡，不可當做長期使用的安眠藥劑，否則會成癮，造成心理依賴的問題。最好用自然的方式來助眠。如有必要，可使用耳塞或眼罩。

有關衛浴和美妝用品：在第三週，除了把目標放在睡眠，你也該檢查一下你的衛浴用品。很多產品都會添加麩質，因此容易從皮膚進入體內。你得好好檢查一下你常用衛浴用品的成分，包括洗髮精、潤髮乳等美髮用品。如果你想找不含麩質、不會刺激身體和腦部的衛浴用品，可考慮Sophytopro（http://sophytopro.com）的產品。

第四週：整合

現在，你應該已開始過著新生活，覺得身體比三週前舒服多了。你應可明白，現在和以前的飲食方式有哪些不同。目前，你睡得比較好了，也開始規律運動。下一步呢？

萬一你還沒步上新生活的軌道，請不要緊張。每一個人或多或少都有難以克服的老毛病。或許你還不習慣每晚在十點前就寢，被繁忙的工作壓得喘不過氣來，抽不出時間做運動，或是辦公室茶水間擺滿了各式各樣讓你難以抗拒的零食。你可利用這個禮拜的時間找出實行新生活計畫的障礙，看如何排除困難。你可以參考下列方法：

- 每個禮拜開始之前先做計畫。你可利用前一個週末計劃下一週，列出所有要做的事。如預見哪幾天會特別忙碌，可先想想如何安排運動時間。將每晚睡眠時段標示出來，以確定能在同一時間就寢。不要輕忽睡眠，要把睡眠當成一天中最重要的事。
- 最好先計劃一下，在接下來的禮拜一日三餐要吃什麼，特別是午餐和晚餐。一般我們早餐總固定吃某些東西，午餐的時候因為人在公司，總是到了時間才匆匆決定吃什麼，至於晚餐，則可能因為回到家的時候早就饑腸轆轆，就隨便吃。如果你預先知道哪幾天回到家的時候會比較晚，沒氣力做晚飯，就可先計劃一下要吃什麼。準備應變計畫（你可從下一章的食譜得到很多靈感，如果不能在家吃飯或臨時餓了，就可應急）。
- 列出購物清單。不管你每天買菜或一個禮拜只買一次，你都該列出購物清單，才不會為了買什麼傷腦筋，浪費時間，也不會在衝動之下買了一堆東西，你也才能吃得安心。盡可能挑選新鮮食材，避開超市中央充滿包裝食品的貨架。別在饑餓的時候去採買，否則你可能無可自制地去拿很甜或很鹹的零食。然而，要注意新鮮食材的保存期限。如果家裡人多，冰箱冷凍庫夠大，則可上大賣場大量採買肉類和冷凍蔬菜。

- 列出嚴守原則。如果你下定決心每個禮拜四下午要去農夫市集採買，則可將之加入「嚴守原則」之中。如果你認為上瑜伽課很重要，那就排除萬難，騰出時間去上。列出嚴守原則，你就不會因為懶惰或其他事情的阻礙，而給自己放棄的藉口。這種做法也可幫你破除老毛病。你在為下一週做計劃時，要擬定事情的輕重緩急，然後拿出決心與毅力來執行！
- 利用科技：我們每天都運用科技，讓生活更便利，那何不運用網路資源和app來幫助我們達成目標，保持下去？近幾年自我追蹤的活動記錄app大幅增加。你可利用這種設計巧妙的科技產品，來追蹤你每天行走的步數、你的睡眠品質，甚至連吃飯的速度也可追蹤。有些app可從智慧型手機上下載，有些則是具有特殊功能的儀器，例如可記錄身體一日活動的加速感應器。你可挑選你喜歡的程式或產品來使用。本書網站drperlmutter.com也列出一些app供你參考，如查閱各種食物的成分，及許多健康管理、追蹤應用程式。像Google日曆也是很好用的自我管理工具。
- 計畫要有彈性，但必須堅持下去。如果你暫時無法實行，別因此自責。人都會低潮，你可能因為心情不好，跟朋友去餐廳吃個晚飯而沒去健身房報到，還大開吃戒；或許碰到節慶假日，難免會比較放縱自己。只要你能把自己拉回正軌，那就不算失敗。別因為一、兩次事與願違就放棄了，請努力朝向目標堅持下去，堅持並非一成不變或強迫自己做不喜歡的事。只要掌握飲食和運動的原則，依情況調整即可。找出屬於自己的生活節奏就是成功之鑰。

- 找出動機。有時，動機是強大的驅動力。例如，你告訴自己：如果能一次跑完十公里，就計劃跟子女去爬吉力馬札羅山。很多人做運動都懷抱某個目的，如希望更有精力、更長壽、減重，或是不想跟父親（或母親）一樣死於某種疾病。如果你從目的著眼，不只可保持健康的生活習慣，萬一偶爾鬆懈，也才能回到正軌。有時不斷進步要比完美來得重要。

儘管每一個人的每日行事都不一樣，然而生活作息還是必須建立一定的模式。你可參考下面的作息計畫：

6:30 a.m.　起床，遛狗
7:00 a.m.　早餐

10:00 a.m.　點心
12:30 p.m.　午餐（吃自己準備的便當）
1:00 p.m.　飯後散步（二十分鐘）
4:00 p.m.　點心
5:45 p.m.　運動
7:00 p.m.　晚餐
7:30 p.m.　遛狗
10:30 p.m.　就寢

外食

到了第四週結束，下一個努力的目標就是：不管在什麼地方都能吃。大多數的人，每個禮拜難免會有幾餐在外面吃，特別是上班日，很難每一頓飯、每一次吃點心都預先計劃好。你看看是否可在常去的餐廳，點點菜單上沒有的無麩質餐點。如果很困難，不妨試試新的餐館。其實，只要你能把握大原則，應該不會有沒東西吃的困擾。不管如何，烤魚和蒸蔬菜都是安全的選擇（可把薯泥、炸薯條和麵包，換成沙拉和橄欖油醋）。當心成分繁複的精緻餐點。如果你對食材有疑慮，可問服務生或餐館老闆。

由於在外吃飯難以避免所有不良食材，因此外食應盡可能減少。最好吃自己準備的食物。你也必須隨身攜帶點心，以免人在外頭餓得發慌，變得饑不擇食。如何準備點心，請參看下一章提供的點子。那些點心不但容易做、方便攜帶，也沒有保存的問題。一旦你可掌握餐點準備的訣竅，看看是否可以回頭修改一下你以前的食譜，以符合飲食原則。你將發現，只是在廚房做個小實驗，就可把原本含有很多麩質和發炎成分的經典菜餚，變成一樣美味但有益大腦健康的餐點。你可把麵粉換成椰子粉，或把杏仁和亞麻籽磨碎來吃，也可用甜菊糖或水果來為菜餚增加甜味。至於烹飪用油，不要用精製蔬菜油，請選用傳統牛油或特級冷壓初榨橄欖油。

你在面對各種美食的誘惑時（如辦公桌上有一盒甜甜圈，或朋友與你分享生日蛋糕），要提醒自己，不要為了一時的口腹之欲，賠上長久的健康。如果你不能對這樣的美食說不，就得接受結果。不管如何，告別穀物的新生活方式才能讓你過得健康、滿足。

求取平衡

新習慣的養成就像人生很多事情，就是在諸多衝突之中求取平衡。一旦你改變了飲食和運動行為，你購物、烹調和點菜的方式也會跟著改變。儘管如此，舊的習慣依然會不時冒出來。我不是說連一小塊餅皮酥脆的披薩，或幾片熱騰騰的鬆餅都不能吃，我只是希望你能了解身體真正的需求，並盡可能依據身體的感覺來過生活。

很多人也把著名的八〇／二〇法則運用在飲食上——也就是八〇%的時候嚴守飲食規則，另外的二〇%則想吃什麼就吃什麼。但人們做的往往剛好相反！本來只是偶爾放縱，一個不慎就變成每日習慣，就像一個禮拜要吃好幾盒冰淇淋。我們不乏自我放縱的藉口，像是參加派對或婚禮，或是工作壓力大，沒有精力和時間去思考如何改善飲食、運動和睡眠。人生就是這樣，常會面臨取捨的問題。請試試看你是否能堅持九〇／一〇法則，九〇%的時候堅持原則，而另外一〇%則隨遇而安。如果你感覺已偏離目標太遠，則下定決心重頭來過，也就是從空腹一日開始，再重新進行為期四週的新生活計畫，在第一週嚴格限制自己一天只能吃三〇到四〇公克的碳水化合物。這樣的計畫可說是健康生活的軸心，不但有助於你的大腦，更能幫助你完成人生願景。

人生就是一連串無休無止的選擇。**要這麼做，還是那樣做？現在就做，或者再等等？今天要穿紅毛衣，還是綠毛衣？吃三明治，還是沙拉？**本書的目標在於使你知道如何做出更好的選擇，使你的人生更圓滿。希望本書提出的種種能使你的人生有所改變。

每天，有許多人來我這裡求診，都是希望獲得健康。不管一個人再有成就、擁有再多的愛，要是突然病倒，那就什麼都沒了。對很多人來說，或許健康不是最重要的，但若是失去健康，其他的一切都不重要了。如果你有健康，等於握有人生的王牌，沒有什麼是不可能的。

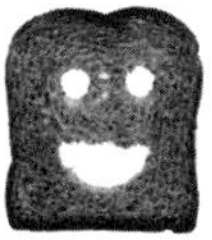

第十一章

吃出健康腦

無麩質膳食計畫與食譜

這一章收錄很多做菜的點子和食譜，可見你可以吃的東西還真不少。你可以吃到很多蔬菜、魚、肉、堅果、蛋和沙拉，但你也可以根據這些食譜給你的靈感，自創更簡便的料理（如午餐或晚餐可挑選一種魚和肉，加上蔬果、沙拉，早餐吃水煮蛋，點心則是堅果）。這裡不但會介紹各種沙拉醬和沾醬，還會告訴你如何做甜點（沒錯，你還能吃甜點）！

請注意，食譜中將不會有營養標示。正如前述，如採用這裡的食譜，你大可放心吃，不必計算多少卡路里、幾公克的蛋白質和脂肪（尤其是飽和脂肪）。我會教你**吃什麼**，而不是怎麼吃（例如這個或那個吃多少）。如果你依照這樣的飲食原則，脂肪、碳水化合物和蛋白質的攝取量都不是問題。你不會吃太多，也不會有吃不飽的感覺，但你的身體和大腦都能獲得最大的滋養。

近十年來，我們能在市場上買到的食物種類變多了。如果你住在都會區，應該任何食材都可在你常去的超級市場和農夫市集買到，包括各式各樣的有機食品。跟店家混熟一點，他們會告訴你，哪些是剛送來的食材或是食品產地。盡量挑選當季的食材，不妨試試新產品。例如，在十年前，野牛肉或黑鱈還很罕見，現在已經很容易買到。請記住，最好選擇有機或野生食物。如果你對食物履歷有疑慮，不妨問問店家。

飲料：最好喝純淨的水。你每天必須喝超過體重三%的水量。如果你五十公斤重，一天至少必須喝一千五百公克的水。你也可選擇喝茶或咖啡（只要你的身體允許你攝取咖啡因），但最好在下午兩點前喝。如果你喝的飲料含有咖啡因，則必須多喝三百四十到四百五十公克的水。杏仁牛奶也是不錯的選擇。晚餐你可以喝一杯酒，紅酒尤佳。

水果：請吃顆水果。在新生活計畫的第一週，請把水果當點心或甜點。可加一點無糖鮮奶油、椰奶、甜菊糖或可可粉。

橄欖油使用原則：你可自由使用特級初榨有機橄欖油烹調食物，但有時可改用椰子油，如煎魚、炒菜或炒蛋，如此你就可攝取足夠的椰子油。

方便攜帶的食品：

如果你很忙，沒時間做菜（例如在公司吃午餐），就可以從家裡帶一些簡便的食物出門。你可帶一些早已煮熟、放在冰箱冷藏的食物，如烤雞、水煮鮭魚、牛排切片或烤牛肉。用保

本書網站DrPerlmutter.com介紹了一些可供選用的食物品牌。雖然你已避免含有麩質、小麥和糖的食物，你會驚訝發現，你仍有不少東西可吃。依照本書的飲食原則實踐之後，你會發現，你比較能控制食欲、食物的份量和卡路里的攝取量，不會饑不擇食，而你的味蕾也能得到滿足，像是重獲新生，使你能用新的觀點來看食物。

鮮盒裝沙拉和切好的蔬菜，加上魚片或肉類等蛋白質食物，淋上沙拉醬汁即可食用。很多超市都販售這種方便攜帶的食品。有些全食物商店也讓你自行搭配即食餐盒，如你可以挑烤雞或鮭魚，再加上兩種蔬菜，如辣味青豆和捲心菜沙拉。

本章很多食譜都可以在週末的時候做，並多準備幾份，以供下一週食用。只要用密封保鮮盒裝好，可以當冷食來吃，或用微波爐加熱後再吃。

我出門的時候常會帶酪梨和紅鮭罐頭。罐頭食品方便攜帶，有些也是極富營養的食品。如吃不到生鮮食材，就可吃番茄罐頭，只是要當心其中是否添加鈉和糖。至於魚罐頭，則盡可能挑選有利海洋環境永續經營的魚，小心避開體內含有水銀等重金屬的魚。至於你吃的魚是哪裡來的，以及是否可能遭受汙染或含有毒素，則可參看加州蒙特利水族館的網頁資訊：http://www.montereybayaquarium.org/cr/seafoodwatch.aspx。

點心：由於本書建議的膳食計畫應該可使你有飽足感（更別提也有血糖控制之效），你應該不會在非用餐時刻餓腸轆轆，翻箱倒櫃找零食。儘管如此，這裡還是提供一些點心建議，補足你在正餐之外的需求。

- 生堅果（不含花生）和橄欖。
- 黑巧克力（可可亞含量達七〇%以上）。
- 切好的蔬菜（如甜椒、青花菜、小黃瓜、青豆、蘿蔔）沾鷹嘴豆泥、酪梨莎莎醬、羊乳起司、橄欖醬或果仁醬。
- 起司與脆餅（選擇不含小麥、碳水化合物含量低的產品）。
- 火雞切片或雞肉沾芥末醬。
- 半顆酪梨，淋上一點橄欖油，加點鹽和黑胡椒。
- 兩顆水煮蛋。
- 卡布里沙拉：一顆番茄切片，加上莫札瑞拉起司片，加上一點橄欖油、羅勒、鹽和黑胡椒。
- 去殼鮮蝦，淋上檸檬汁，再灑上蒔蘿。
- 一塊（或一份）糖份低的水果（如葡萄柚、柳橙、蘋果、莓果、甜瓜、梨子、櫻桃、葡萄、奇異果、李子、桃子、杏桃等）。

一週膳食計畫

下面就是一週無麩質飲食計畫。注明頁數的菜餚請參考後面食譜。你可使用牛油、有機特級初榨橄欖油或椰子油來煎煮食物，避免精煉、加工的油品。如使用噴霧油，則罐子裡裝的必須是有機橄欖油。

星期一：

- 早餐：兩顆炒蛋加上二八克巧達起司、炒蔬菜（份量不限，如洋蔥、蘑菇、菠菜、青花菜）。
- 午餐：雞肉佐芥末油醋醬（第三二六頁）、青蔬淋上巴薩米可醋和橄欖油。
- 晚餐：八五克牛排（草飼牛）、有機烤雞、野生魚、大蒜牛油炒青蔬。
- 甜點：半杯莓果加上無糖鮮奶油。

星期二：

- 早餐：半顆酪梨淋上橄欖油、兩顆水煮蛋佐莎莎醬。
- 午餐：檸檬雞（第三一五頁）、田園蔬菜沙拉佐巴薩米可油醋醬（第三三二頁）。
- 晚餐：香煎鮭魚佐蘑菇（第三二七頁）、烤蔬菜（不限量）。
- 甜點：兩顆松露巧克力（第三四八頁）。

星期三：

- 早餐：格呂耶爾起司與羊乳起司烘蛋（第三一一頁）。
- 午餐：檸檬芝麻菜佐帕米吉安諾－雷吉安諾起司（第三三五頁）、八五克烤雞切丁。
- 晚餐：夏多內白酒烤魚（第三一七頁）、半杯野米飯、蒸蔬菜。
- 甜點：一顆蘋果切片加上少許甜菊糖和肉桂。

星期四：

- 早餐：三到四片煙燻鮭魚，加上二八克羊乳起司，和一份酥脆麥片（第三一三頁）。
- 午餐：一又二分之一杯番紅花雞胸佐櫛瓜優格西班牙冷湯（第三二四頁）。
- 晚餐：巴薩米可醋烤牛排（第三一八頁）、蒜味四季豆（第三三八頁）。
- 甜點：兩、三塊黑巧克力。

星期五：

- 早餐：椰子油煎蛋捲（第三一二頁）。
- 午餐：胡桃油沙拉（第三三四頁）、八五克烤鮭魚。
- 晚餐：希臘檸檬羊排（第三二八頁）、青豆和青花菜（不限量）。
- 甜點：巧克力椰奶慕絲（第三四九頁）

星期六：

- 早餐：無燕麥麥餅（第三一四頁）
- 午餐：生鮪魚薄片佐紅洋蔥、歐芹和紅胡椒（第三一〇頁）。
- 晚餐：和牛腰內肉佐球芽甘藍（第三二一頁）。
- 甜點：四分之三杯草莓沾黑巧克力醬（用三塊黑巧克力融化）。

星期日：

- 早餐：墨西哥鄉村蛋餅（第三一三頁）。
- 午餐：尼斯沙拉（第三三三頁）。
- 晚餐：烤沙丁魚佐番茄、芝麻菜與佩科利諾起司（第三二二頁）。
- 甜點：兩塊黑巧克力沾杏仁醬。

食譜

告別穀物腦的無麩質飲食計畫，比你想的要來得容易。儘管這種新的飲食方式大大限制碳水化合物的攝取，特別是小麥和糖，但可用的食材還很多，可讓你在廚房大展身手。你可就你原來喜愛的食譜發揮創意。一旦你知道如何輕鬆找到替代穀物的食材，就能用原來的食譜做出健康料理。本書收錄的食譜，可以讓你有個概念，知道如何把飲食原則套用在任何餐點上，讓你可以掌握無麩質料理的祕訣。

我知道大多數的人都很忙，做菜的時間有限，因此特別挑選容易準備、可快速上桌的食譜，而且營養好吃。我鼓勵各位在進行第一週計畫之時，參看前面的七日膳食計畫，那就不必為了吃什麼傷腦筋，第二週開始，你就可挑選你喜歡的食譜來做。大多數的食材都不難買到，請記住草飼、有機、野生這三個重要原則。油脂的話，請選用椰子油或橄欖油，最好能用特級初榨橄欖油。在選購食材之時（如芥末醬），如有包裝請特別注意成分標示是否含有麩質。儘管我們無法控制產品成分，至少可決定哪些東西才可以入口。

早餐

格呂耶爾起司與羊乳起司烘蛋

蛋是非常好用的食材，可以做出千變萬化的料理。光是蛋就可以當成一餐，也可和其他菜餚搭配。盡可能挑選放牧飼養的有機蛋。烘蛋很簡單，可供多人食用。只要起司變化一下，或是加上菜葉和蔬菜，就可以做出各種不同風味的烘蛋。這道格呂耶爾起司與羊乳起司烘蛋可說是我的最愛。

4人份

橄欖油1大匙
洋蔥一顆切碎（約一杯）
鹽1/2茶匙
胡椒1/2茶匙
菠菜葉450克（洗淨、切碎）
水1大匙
蛋9顆（打散）
羊乳起司84克（碾碎）
格呂耶爾起司1/4杯（刨絲）

將烤箱轉到200度（攝氏）預熱。

將平底鍋放在爐子上，轉中大火，放進橄欖油，加熱。加上洋蔥、鹽、胡椒，拌炒3、4分鐘，直到洋蔥透明。加上菠菜和水，繼續拌炒，直到菠菜變軟（約需1到2分鐘）。倒入蛋液，灑上羊乳起司和格呂耶爾起司。繼續加熱1到2分鐘，直到蛋液的邊緣開始凝結。將平底鍋置入烤箱，烤10到12分鐘之後，即可從烤箱取出，上菜。

椰子油煎蛋捲

蛋捲也經常在我家餐桌上出現。你可用不同的蔬菜做實驗，一天用橄欖油，一天用椰子油。

1人份

洋蔥一顆，切碎
熟軟番茄一顆，切碎
鹽1/2茶匙
胡椒1/2茶匙
蛋2顆（打散）
椰子油1大匙
酪梨1/4顆，切片
莎莎醬2大匙

洋蔥、番茄、鹽和胡椒放入蛋液中攪拌。在平底鍋內放椰子油，轉中大火。鍋子熱了之後，倒入蛋液，大約2分鐘後，蛋液即開始凝結。用鍋鏟將蛋皮翻面，直到蛋液全部凝結（約需1分鐘）。將蛋皮對折，再熱一下，即可起鍋，放在盤子上。在蛋捲上加上酪梨切片，倒入莎莎醬。趁熱食用。

墨西哥鄉村蛋餅

這道鄉村蛋餅是經典的墨西哥菜餚，但我們以新鮮菜葉取代墨西哥捲餅皮。

2人份

牛油或橄欖油1大匙
蛋4顆
苦苣葉，撕塊4杯
熟成巧達起司刨絲56克
莎莎醬4大匙
新鮮芫荽葉，切碎2大匙
鹽和胡椒少許

將牛油或橄欖油置入平底鍋，開中火。鍋熱後，打蛋，放入鍋中。如希望蛋黃流汁則煎3到4分鐘，熟一點則再久一點。把煎好的蛋放在苦苣葉上，加上起司、莎莎醬和芫荽，再以鹽和胡椒調味。

酥脆麥片

有無麩質麥片可吃嗎？你可試試這道。要是你不喜歡胡桃，可用其他堅果取代。

1人份

無鹽生胡桃，壓碎1/4杯
香脆椰子片1/4杯
新鮮莓果一把
杏仁牛奶2/3杯

將上述材料置入碗中，攪拌一下，就可食用。

無燕麥麥餅

這道食譜是參考卡爾丹（Loren Cordain）與史蒂芬森（Nell Stephenson）合著的《舊石器時代飲食法》（*The Paleo Diet Cookbook*）裡的食譜加以變化而成。如果你喜歡豐富、口感扎實、熱騰騰的早餐，不妨一試。保證比傳統的燕麥餅好吃。

2人份

無鹽生胡桃1/4杯
無鹽生杏仁果1/4杯
亞麻籽，磨碎2大匙
混合香料1大匙
蛋3顆
無糖杏仁牛奶1/4杯
香蕉半根（壓成泥）
杏仁醬1大匙
南瓜籽2茶匙（可有可無）
新鮮莓果一把（可有可無）

把胡桃、杏仁果、亞麻籽和綜合香料置入食物調理機內打成顆粒狀（別打成粉狀），然後放在一邊。

把蛋和杏仁牛奶放在一起，打到均勻、黏稠。加入香蕉泥、杏仁醬，打勻，再和堅果顆粒一起攪拌。

置入醬汁鍋，用小火加熱，不時攪拌，直到麵糊變得扎實，就可起鍋。灑上南瓜籽和莓果，也可再淋上杏仁牛奶。

午餐／晚餐

檸檬雞

雞肉也可做出很多變化。你可在晚餐做這道簡便的料理，剩下的還可當第二天的午餐。

6人份

去皮雞胸肉6塊
新鮮迷迭香葉1茶匙
大蒜2瓣（切碎）
蔥1根（切碎）
檸檬1顆（汁和皮都要用）
橄欖油1/2杯

將雞胸放在淺盤上。拿一個大碗，把迷迭香葉、大蒜、蔥、檸檬皮和檸檬汁放進去，倒入橄欖油，慢慢拌勻。把醬汁倒在雞胸上，蓋起來，在冰箱中放兩個小時或隔夜。

烤箱預熱至180度。取出雞胸，放在烤盤上，烤25分鐘，直到熟透。上菜時加上沙拉或蒸蔬菜。

雞肉佐芥末油醋醬

如果你很忙，很難抽出時間做菜，可試試這道。如果已有烤雞，只要幾分鐘就可上桌。你可做雙倍份量的醬汁，一整個禮拜需要的沙拉醬就有了。

4人份
有機烤雞（全雞）1隻
沙拉菜（洗淨）350克（約3袋）

芥末油醋醬的製作：
橄欖油4大匙
紅酒醋1大匙
無甜味白酒2大匙
有籽芥末醬1大匙
法式芥末醬1茶匙
鹽和胡椒少許

將上述材料置入大碗中拌勻，加上鹽和胡椒調味。
把雞肉切下，將芥末油醋醬淋在沙拉菜上。

夏多內白酒烤魚

烤魚是最簡單的佳餚。只要把調味醬料淋在魚上，推入烤箱，就成了。儘管這道食譜用的是鮭魚，其他種類的魚也可以。盡量在市場上選擇最新鮮的野生魚。

4人份

牛油1/2杯
夏多內白酒1杯
法式芥末醬2–3大匙
酸豆3大匙（洗淨、瀝乾）
檸檬汁1顆
新鮮蒔蘿（切碎）2茶匙
鮭魚4片（不必去皮）

烤箱預熱至220度。開中火，在醬料鍋裡將牛油融化，加入夏多內酒、芥末醬、酸豆和檸檬汁，然後攪拌。熱五分鐘，讓酒精揮發，加上蒔蘿。把魚放在烤盤上，皮朝下。把醬汁倒在魚上，在烤箱中烤20分鐘或直到魚熟透。拿出烤箱，加上蒜味四季豆（做法見p. 338）即可上菜。

巴薩米可醋烤牛排

牛排是另一道簡單的料理，只要幾分鐘就可準備好。你只需要一塊上等草飼牛排和美味醬汁。

2人份

橄欖油2大匙
巴薩米可醋3大匙
鹽1/2茶匙
胡椒1/2茶匙
牛排2片（約2.5公分厚）
沙拉菜葉250克（約2袋）

把橄欖油、醋、鹽和胡椒放進碗中。將這混合後的醬汁，倒入可密封的塑膠袋，再置入牛排。醃30分鐘。準備烤架，牛排每一面各烤1分鐘或更久。一邊烤，一邊將醬汁塗在牛排上。也可先在烤箱中烤一下，再放進上了油、大火預熱的平底鍋（每一面各煎30秒），然後移至烤架上，兩面各烤2分鐘左右（如喜歡吃熟一點，則再加長燒烤時間）就完成了。加上沙拉菜葉即可上菜。

鮮美多汁牛小排

這道菜主要是參考克利夫頓（Steve Clifton）的食譜。克利夫頓不但是釀酒師，也是廚師，喜歡設計美味佳餚，配上自己釀的紅酒。

6人份

洋蔥4顆
胡蘿蔔（削皮）3根
芹菜莖6根
大蒜3瓣
杏仁粉1杯
鹽1茶匙，胡椒1茶匙
牛小排900克
橄欖油6大匙
番茄醬3大匙
義大利紅酒1瓶
甜橙1顆
新鮮百里香葉4大匙
歐芹（切碎）1/2杯

洋蔥、胡蘿蔔、芹菜莖切塊，放在一邊。大蒜切碎。拿一個大碗，把杏仁粉放進去，以鹽和胡椒調味，然後為牛小排裹粉。把橄欖油倒進大鍋或荷蘭鍋加熱，開中大火，把牛小排煎到金黃，然後取出，放在一邊。將洋蔥、大蒜放進鍋裡以小火拌炒5分鐘左右，直到透明。加入胡蘿蔔和芹菜，煮到這些蔬菜變軟（約需5分鐘）。再把牛小排放進鍋裡，加入番茄醬煮一下，然後再倒進紅酒、橙皮和橙汁。蓋好鍋蓋，煮至沸騰，然後轉小火，悶煮2.5小時。打開鍋蓋，加入百里香，再煮30分鐘。熄火。上菜前灑上歐芹，並以花椰菜版的庫斯庫斯（做法見p. 339）做為佐菜。

生鮪魚薄片佐紅洋蔥、歐芹和紅胡椒

下面的7道食譜都是我的好友艾禮（Fabrizio Aielli）設計的。他是佛羅里達海鹽餐廳（Sea Salt）的主廚。那家餐廳是我的最愛，我經常在那裡用餐。艾禮很大方，分享了幾道食譜給我，在此推薦給各位。如果你想請人到家裡吃飯，這幾道菜餚必然能讓他們驚豔。

6人份

鮪魚一大塊（約700克）
紅洋蔥1/2顆（切片）
歐芹葉1束（切碎）
紅胡椒1大匙（磨碎）
橄欖油4大匙
鹽少許
檸檬3顆（對切）

將鮪魚切成0.1公分厚的薄片，放在盤子上。每盤放3到5片，然後在上面加上紅洋蔥、歐芹、紅胡椒，淋上橄欖油，最後再灑上一點鹽，在鮪魚旁邊放半顆檸檬。

和牛腰內肉佐球芽甘藍

這道菜必然能讓喜歡肉食者心花怒放。如果和牛肉不容易買到，可改用赤牛肉或採買大理石紋較多的牛肉。和牛不但是讓人垂涎三尺的美食，也含有健康的脂肪。

6人份

水6杯
橄欖油6大匙
鹽2茶匙
鹽和胡椒少許（調味用）
球芽甘藍900克
雞高湯1杯
和牛腰內肉6塊（每塊約170克）
大蒜1瓣（切碎）
迷迭香2株（切碎）

球芽甘藍的部分：

在鍋中，把水、2大匙橄欖油加上2茶匙的鹽煮沸。把洗淨的球芽甘藍放進去，以中大火煮9分鐘或直到菜葉變軟，然後撈出。

在深鍋放入2大匙橄欖油，把球芽甘藍對切置入鍋中，加點鹽和胡椒調味，用大火炒，直到菜葉有點變黃，倒入雞高湯繼續煮，直到水份蒸發。

和牛的部分：

以鹽和胡椒調味，在深鍋中倒入剩下的橄欖油，用中大火加熱，將和牛煎得金黃（約2分鐘），然後翻面煎另一面。加上切碎的大蒜和迷迭香。轉中火，再煎個幾分鐘就可起鍋（依和牛厚度，約3到6分鐘）。

將球芽甘藍放在和牛旁，再把鍋裡的肉汁澆上去，即可上菜。

烤沙丁魚佐番茄、芝麻菜與佩科利諾起司

沙丁魚富含omega-3脂肪酸、維生素B12等營養素，是很好的蛋白質來源。雖然有人喜歡吃沙丁魚罐頭，但這道以新鮮沙丁魚為主角的菜餚也很簡便，而且有著絕佳風味。

6人份

新鮮沙丁魚18尾
橄欖油3大匙
鹽和胡椒少許
嫩芝麻菜6把
番茄4顆（切碎）
檸檬3顆
新鮮歐芹1把（切碎）
佩科利諾起司140克（刨片）

用中火將烤架加熱（或調180度）。用1大匙橄欖油塗在沙丁魚上，加鹽和胡椒調味。每一面各烤4分鐘（你也可用平底鍋以中火煎魚）。

在攪拌碗中放入芝麻葉、番茄、倒入剩下的橄欖油、加入檸檬汁、鹽和胡椒，然後拌一拌，分成6份，在每一份放上沙丁魚、切碎的歐芹和佩科利諾起司。

紅鯛魚佐芹菜、黑橄欖、小黃瓜、酪梨和黃金小番茄

如果你在市場上看到紅鯛魚，趕快買幾條回家試試這道食譜。不到20分鐘就可準備就緒。

6人份

橄欖油2大匙
鹽和胡椒少許
紅鯛魚片6片，帶皮
芹菜莖2根（切塊）
黑橄欖1杯（去籽）
小黃瓜1根（切塊）
酪梨2顆（切塊）
黃金小番茄2.5杯（對切）
紅酒醋1大匙
檸檬2顆

在醬汁鍋中倒入橄欖油，開中大火。在魚片上灑上鹽和胡椒，兩面各煎6分鐘。在攪拌碗中置入芹菜、黑橄欖、小黃瓜、酪梨、黃金小番茄、紅酒醋、檸檬汁，並倒入剩下的橄欖油。將沙拉分成6盤，然後在沙拉上面放上煎好的魚片（有魚皮那面朝上）。

番紅花雞胸佐櫛瓜優格西班牙冷湯

只要一點番紅花就可做出這道風味獨特、美味的菜餚。櫛瓜和芫荽更使這道菜多了新的層次。

6人份

白酒1杯
檸檬2顆
番紅花少許
去皮雞胸肉3塊
櫛瓜6條
蔬菜高湯950 c.c.
橄欖油1/2杯
萊姆1顆
芫荽2大匙（含莖，切碎）
鹽和胡椒少許
小黃瓜1條
洋蔥1/2顆（切碎）
番茄1顆（切碎）
無糖希臘優格6茶匙

在大碗中倒入酒、檸檬汁和番紅花。把去皮雞胸肉放進去醃至隔日。將烤架設在中高溫（或180度）。去皮雞胸肉兩面各烤6分鐘，直到熟透，然後切成0.1公分厚的薄片（用烤箱也可），然後置入冰箱冷藏。

把櫛瓜、蔬菜高湯、橄欖油、剩下的檸檬汁、萊姆汁和一大匙芫荽放進果汁機中打成濃漿，加點鹽和胡椒調味。將湯倒進大碗中，加上小黃瓜、洋蔥和番茄，攪拌均勻。置入冰箱冷藏1到2小時。上菜時將湯分為6份，每一份上面加上一茶匙優格和烤雞胸薄片。再加點鹽和胡椒調味，最後以芫荽做為裝飾。

義式什錦雜菜湯

義式什錦雜菜湯一般會加通心粉或米飯，但這道食譜沒有這些碳水化合物，多了更多蔬菜……而且更具風味。

4到6人份

橄欖油3大匙
芹菜莖3根（切碎）
洋蔥1顆（切碎）
青花菜2杯（切碎），花椰菜2杯（切碎）
蘆筍1杯（切碎）
中型櫛瓜3條（切碎）
乾燥百里香1茶匙，乾燥鼠尾草 1/2茶匙
芹菜根約450克（削皮、切丁）
羽衣甘藍3杯（去莖），瑞士甜菜3杯（去莖），菠菜5杯（去莖）
月桂葉2片
鹽1又1/2茶匙，黑胡椒1/4茶匙（現磨）
自製雞高湯2公升
無糖希臘優格6茶匙

取一大湯鍋，倒入橄欖油，以中大火加熱。加上芹菜、洋蔥、青花菜、花椰菜、蘆筍、櫛瓜、百里香拌炒，直到洋蔥變成透明，然後放進芹菜根、羽衣甘藍、瑞士甜菜、月桂葉、鼠尾草、鹽、黑胡椒，煮4分鐘。倒入雞高湯，煮到沸騰，然後轉中火，再轉小火轉25到30分鐘，直到蔬菜變軟。熄火，十分鐘後加入菠菜，再攪拌一下。在攪拌之時，取出月桂葉，然後倒進果汁機打勻。

上桌前在每一碗湯加上一匙希臘優格做為裝飾。

番茄紫甘藍菜湯

不管在寒冬或是在仲夏，這道湯品的材料都很容易取得，做法更是簡單，而且可取代沙拉搭配任何主餐。

6人份

橄欖油1/2杯
洋蔥1顆（切碎）
芹菜莖2根（切碎）
大蒜2茶匙（切碎）
聖馬札諾番茄罐頭2罐（1罐約800克）
紫甘藍菜1顆（切碎）
羅勒葉10片
雞高湯1.5公升
蔬菜高湯1.5公升
鹽和胡椒少許

取一大湯鍋，以中大火加熱，把一半的橄欖油倒進去，放進洋蔥、芹菜和大蒜拌炒，直到洋蔥變成透明（約需5分鐘）。倒入番茄、紫甘藍菜、一半的羅勒葉、雞高湯、蔬菜高湯，煮滾。轉中火，接著轉小火煮25到30分鐘。倒入剩下的橄欖油，以鹽和胡椒調味。熄火，10分鐘後倒入果汁機打勻，即可上桌。

香煎鮭魚佐蘑菇

這道佳餚只要幾分鐘的時間就可準備好。做法十分簡單，煎好魚之後，再以香草、一點調味料、橄欖油、芝麻油拌炒蘑菇就完成了。

4人份

大蒜3瓣（切碎）
青蔥3根（切碎）
薑1茶匙
無皮鮭魚4片
芝麻油1大匙
新鮮蘑菇2杯
芫荽1/2杯（切碎）

將2大匙橄欖油倒入平底鍋，以中火加熱，然後放大蒜、青蔥和薑，1分鐘後放入鮭魚排，煎熟（每一面各需3分鐘）。取出魚排，放在一邊。用廚房紙巾把鍋底擦乾淨，倒入剩下的橄欖油和芝麻油，以中火加熱，加入蘑菇拌炒3分鐘。把炒好的蘑菇放在鮭魚排上，以芫荽裝飾，可用烤當季蔬菜（做法參看p. 337）做為佐菜。

希臘檸檬羊排

如在市場看到草飼羊肉，可買一些回家料理。羊排很美味，而且很快就可準備好了。你只需要製作好的醃醬，如下：

4人份

醃料的部分：

大蒜2瓣（切成小方塊）
橄欖油 2大匙
乾燥奧勒岡葉1茶匙
新鮮百里香葉 2株
檸檬汁1大匙
鹽和胡椒少許

羊排的部分：

羊排12塊
檸檬切成4半

把醃料的材料放在攪拌碗中，拌勻。

把醃料倒在羊排上，蓋起來，在冰箱冷藏一小時。準備烤架，羊排每面烤1到2分鐘（也可用烤箱，設定200度，烤10分鐘左右）。將檸檬放在羊排邊，供擠汁之用，可佐蔬菜或花椰菜版的庫斯庫斯（做法見p. 339）。

烤琵琶雞

我喜歡把小一點的全雞放在冷凍庫，有朋友來吃晚餐，或是我想留下多一點肉供第二天使用，這道食譜就可派上用場。如果你的雞是冷凍的，則必須改放冷藏至隔日或是在廚房水槽放幾個小時解凍。

6人份

有機雞肉1隻（1.5到2公斤）
檸檬1顆（切片）
大蒜5瓣（剝皮）
新鮮百里香7株
橄欖油4大匙
鹽和胡椒少許

烤箱預熱至200度，用廚房剪刀或刀子沿著雞的背骨剖開。將雞攤開，從胸骨的地方壓平，使之呈琵琶狀。把雞放在大烤盤上，有皮的那面朝上。拿一個碗，放入檸檬片、大蒜、百里香和2大匙橄欖油。用剩下的橄欖油塗抹雞，以鹽和胡椒調味。再把檸檬片、大蒜、百里香放在雞上，烤45到55分鐘，直到熟透。可佐沙拉菜或烤當季蔬菜（做法參看p. 337）。

注：你也可用龍蒿或奧勒岡葉取代百里香。

蒔蘿檸檬魚

只要一點蒔蘿、檸檬和法式芥末醬，保證這道鮮魚料理絕不會失敗。

4人份

蒔蘿一把（切碎）
法式芥末醬2小匙
檸檬1顆
橄欖油2大匙
鹽和胡椒少許
魚片4片（如扁鱈或黑鱈，約500克，帶皮）

烤箱預熱至200度。除了魚，把其他材料全部置入食物調理機，打勻（檸檬請擠出汁，皮不要）。

把魚片放在烤盤上，有皮的那一面向下，上面塗剛做好的蒔蘿醬。置入烤箱，約烤15分鐘至熟透為止。可佐花椰菜版的庫斯庫斯（做法見p. 339）和大蒜炒菠菜（做法見p. 340）。

注：可用歐芹代替蒔蘿，或以佩科利諾起司青醬代替蒔蘿醬塗在魚片上（做法見p. 346）。

青花菜湯佐腰果泥

如果午餐或晚餐的主餐要附上熱湯，則可採用這道食譜。這道湯品可先做多一點冰起來，有需要再加熱，即可上桌。如果下午很忙，晚餐會被耽擱，也可把這道湯當點心。

4到6人份

橄欖油3大匙，椰奶1杯
洋蔥1顆（切碎）
青蔥3根（切碎）
大蒜1瓣（切碎）
有機雞湯1公升
青花菜6杯（切碎）
鹽和胡椒少許，新鮮百里香葉4茶匙
南瓜籽1把（裝飾用）

腰果泥的部分：

生的無鹽腰果3/4杯
水3/4杯
鹽少許

取一大湯鍋，開中大火，倒入橄欖油加熱。加入洋蔥、青蔥、大蒜，拌炒到洋蔥變為透明（約需4分鐘）。倒入雞湯、青花菜、鹽和胡椒，煮滾，轉小火，悶煮10分鐘左右，直到青花菜變軟。

熄火。將湯倒入果汁機中，加上百里香一起打到滑潤。把湯倒回湯鍋，回到爐上以中火加熱，倒入椰奶，攪拌。

將腰果泥的材料倒進果汁機中打勻。把湯倒入湯碗，上桌前加上一團腰果泥，也可再灑上南瓜籽。

沙拉

田園蔬菜沙拉佐巴薩米可油醋醬

這道沙拉是我的最愛，可當主餐佐菜，如果加上烤雞、魚片或牛排，也可變成一道主餐。這沙拉我一個禮拜總要吃好幾次，因此我會多準備一些醬汁，用密封保鮮盒裝起來放在冰箱。

6人份

沙拉的部分：

綜合嫩沙拉葉4杯
新鮮歐芹1杯
蝦夷蔥1/2杯
綜合新鮮香草1/2杯
（芥菜苗、芫荽、龍蒿、鼠尾草、薄荷葉，切碎）
生胡桃1/2杯（切碎）

巴薩米可油醋醬的部分（份量約一杯）：

巴薩米可油醋1/4杯，橄欖油1/2杯
大蒜2~3瓣（切碎），青蔥1/2根（切碎）
法式芥末醬1大匙
迷迭香1大匙（新鮮的或乾燥的皆可）
檸檬1顆（擠汁）
鹽1茶匙，胡椒1茶匙

在沙拉碗中把所有的沙拉材料放進去。油醋醬的材料全部拌勻（橄欖油除外），然後將橄欖油緩緩倒入。再倒1/2杯的巴薩米可醋到沙拉碗中，攪拌一下即可上桌。

尼斯沙拉

這道沙拉是從經典的法國尼斯沙拉變化而成，不用馬鈴薯，但你可使用各種煮熟的魚片。雖然得多花一點時間準備，蛋和魚必須先料理好，但組合起來很容易。

6人份

沙拉的部分：

番茄4顆，切丁
青椒1個，去籽，切碎
青蔥3根，切碎
芝麻菜3杯（或綜合沙拉菜）
水煮蛋3顆（切片）
水煮魚約170克（如鬼頭刀、鮭魚、黑鱈）
鯷魚12尾
黑橄欖1/2杯
四季豆3/4杯
羅勒葉10片（切碎）
小黃瓜小的1條（削皮、切丁）

油醋醬的部分：

法式芥末醬1茶匙
紅酒醋2茶匙
橄欖油6茶匙
鹽和胡椒少許

把沙拉材料放入沙拉碗中。取一小碗，置入油醋醬的材料，攪拌。把油醋醬倒在沙拉上，拌一拌，即可。

胡桃油沙拉

這道沙拉很簡單，你也可以用食譜中的沙拉醬淋在任何沙拉上，創造出另一個版本的胡桃油沙拉。雖然這裡建議用羊乳起司，但你也可以用其他起司，如菲達起司或帕馬森起司。

2人份

沙拉的部分：

沙拉菜葉1又1/2~2袋（如綜合沙拉菜、菠菜嫩葉）
羊乳起司4大匙（剁碎）
無鹽胡桃1/2杯（烤過、切碎）
乾藍莓或小紅莓3茶匙

沙拉醬的部分：

胡桃油2大匙
巴薩米可醋1大匙
（或紅酒醋）
芥末1/2茶匙
鹽和胡椒少許

把沙拉菜葉放入沙拉碗中，加上羊乳起司、胡桃、莓果。再拿一個碗，把沙拉醬的材料放進去，攪拌均勻。把沙拉醬淋在沙拉上，拌一下。

檸檬芝麻菜佐帕米吉安諾—雷吉安諾起司

這道沙拉材料很少，但口味特出。和任何義式餐點搭配都能相得益彰。

2人份

芝麻菜嫩葉4杯
無鹽生葵花籽1/3杯
帕米吉安諾—雷吉安諾起司8到10份
檸檬1顆（擠汁）
橄欖油6大匙
鹽和胡椒少許

將芝麻菜、葵花籽、乳酪和檸檬汁放在沙拉碗中。淋上橄欖油，加鹽和胡椒調味，即可上桌。

羽衣甘藍沙拉佐菲達起司、烤甜椒、黑橄欖、朝鮮薊、酪奶醬

我第一次到海鹽餐廳用餐就是點這道沙拉。這沙拉搭配任何主菜都很棒。

6人份

羽衣甘藍2株（去莖、將葉片撕碎）
菲達起司280克（剁碎）
甜椒3個（烤好，切絲）
黑橄欖1杯（去籽，對切）
朝鮮薊12個（小的，對切）
酪奶1杯
橄欖油1/2杯
紅酒醋1茶匙
鹽和胡椒少許

在沙拉碗中放入羽衣甘藍、菲達起司、甜椒、橄欖和朝鮮薊。再拿一個碗，把酪奶、橄欖油和紅酒醋置入，攪拌均勻。把沙拉醬倒在沙拉上，拌一拌，再用鹽和胡椒調味一下即可。

佐菜

烤當季蔬菜

這道食譜一年四季都可派上用場。只要利用當季新鮮蔬菜，加上最好的橄欖油和一點現磨黑胡椒。最後可再加幾滴陳年巴薩米可醋，可增加風味。

4到6人份

當季蔬菜1,000克
（如蘆筍、球芽甘藍、甜椒、櫛瓜、茄子、洋蔥）
橄欖油1/3杯
鹽和胡椒少許
* 新鮮香草1/3杯（切碎，如迷迭香、奧勒岡葉、歐芹、百里香）
* 陳年巴薩米可醋

*注：後兩項可加可不加。

烤箱預熱至220度。

將蔬菜切成小塊。在烤盤上鋪好錫箔紙，然後把蔬菜放上去。在蔬菜上淋上橄欖油，用手撥一下，使蔬菜都沾上油。灑上鹽、胡椒和香草。每10分鐘翻動一下蔬菜，約烤35到40分鐘，直到熟透或到烤成金黃。上菜前可再淋一點巴薩米可醋。

蒜味四季豆

其實任何蔬菜都可用這種做法，也就是以大蒜和香草調味。

4到6人份

醬汁的部分：

橄欖油2大匙
檸檬汁1大匙
法式芥末醬1茶匙
大蒜2瓣（切碎）
檸檬皮1/2茶匙
鹽和胡椒少許

四季豆1公斤
無鹽生杏仁1/2杯
新鮮百里香1茶匙

將醬汁材料放在碗裡，放在一邊。

在大湯鍋中加水、放鹽，加熱沸騰後把四季豆放進去，煮4分鐘，然後瀝乾。

在大碗中放進四季豆、杏仁、百里香，淋上醬汁即可。

花椰菜版的庫斯庫斯

庫斯庫斯一般使用白米、馬鈴薯泥或北非小米，但可改用花椰菜試試看。

2人份

花椰菜1顆
橄欖油2大匙
大蒜2瓣（切碎）
烤松子1/4杯
新鮮歐芹1/2杯

用食物調理機把花椰菜打碎或用刨絲器刨成碎粒，把菜莖丟掉。

取一大平底鍋，開中火，倒進橄欖油，加入花椰菜、大蒜、松子和歐芹拌炒，直到花椰菜變得金黃。

注：也可在鍋裡加上去籽、切碎的橄欖或1/4杯帕馬森起司絲。

大蒜炒菠菜

任何葉菜用大蒜和橄欖油來炒都很好吃。雖然這道食譜用的是菠菜，但你可用其他蔬菜試試。

2人份

橄欖油4大匙
菠菜嫩葉2包
大蒜6瓣（切片薄片）
檸檬1顆
乾燥紅辣椒1到2茶匙
鹽和胡椒少許

在大炒鍋倒入橄欖油，開大火，熱到快冒煙時，放入菠菜炒1到2分鐘。菠菜開始變軟就加入大蒜，再炒一分鐘。熄火。

在菠菜擠一點檸檬汁，加上紅辣椒、鹽和胡椒，拌勻，即可上菜。

沾醬

酪梨莎莎醬

很多酪梨莎莎醬的食譜都符合本書飲食原則，因此可放心試一試。這道莎莎醬主要是參考布朗（Alton Brown）在Foodnetwork.com發表的食譜，特別香辣夠味。這裡介紹的沾醬你都可以多做一些，放在密封保鮮盒中冷藏期限可達一個禮拜。切好的甜椒、芹菜莖、蘿蔔等，沾了醬就可當點心吃，也可在任何餐點上加上一團沾醬來提味。

4人份

酪梨2顆（去籽）
萊姆1顆（擠汁）
鹽1茶匙
孜然粉1/4茶匙
紅椒粉1/4茶匙
紅洋蔥1/2個（切丁）
墨西哥辣椒1/2根（去籽、切碎）
紅番茄2個（切丁）
新鮮芫荽1大匙（切碎）
大蒜1瓣（切碎）

取一大碗，把酪梨壓碎，加入萊姆汁、鹽、孜然粉和紅椒粉。再把洋蔥、墨西哥辣椒、番茄、芫荽和大蒜放進去。在室溫下放一個小時，即可食用。

酪梨芝麻醬

這道沾醬風味介於酪梨莎莎醬和鷹嘴豆泥醬之間。請用切好的蔬菜和煮好的雞丁沾著吃看看。

可做1又1/2杯：

芝麻菜1袋（約120克）
橄欖油1大匙
酪梨1大顆（去籽）
芝麻醬1/3杯
檸檬1顆（擠汁）
孜然粉1/2茶匙
新鮮歐芹或芫荽2大匙

取一大平底鍋或醬汁鍋，倒進橄欖油，把芝麻菜放進去，以中大火炒至葉子變軟，然後取出，和其他食材一起放進食物調理機打成滑順的醬汁。加1/4杯或者再多一點的水進去，以免過於黏稠。可立即食用或置入密封式保鮮盒中冷藏，最多可保存兩天。

香滑腰果醬

腰果很香，可做成沾醬配生菜，也可加在湯品或雞肉料理上當頂飾。

約可做一杯：

無鹽腰果1/2杯
薄鹽味噌2茶匙
新鮮檸檬汁1/4杯
荳蔻1/4茶匙
水1杯
鹽少許

把腰果、味噌、檸檬汁、荳蔻和1/2杯的水放進果汁機打勻。啟動果汁機時，慢慢把剩下的水倒進去。如果你希望醬汁稀一點，可再多加一點水。最後以鹽調味。如置入密封式保鮮盒中冷藏，最多可保存4天。

鷹嘴豆泥醬

鷹嘴豆泥是很好用的沾醬，蔬菜沾鷹嘴豆泥就成了點心，這道豆泥也可搭配肉類料理，讓口感更多層次。

4人份

鷹嘴豆1罐（約450克）
新鮮檸檬汁4大匙
芝麻醬1又1/2大匙
大蒜2瓣
橄欖油2大匙（再多一些上桌前用）
鹽1/2茶匙
新鮮歐芹1/2杯（切碎）

將鷹嘴豆瀝乾，罐頭裡的汁液請留1/4杯。把鷹嘴豆、檸檬汁、芝麻醬、大蒜、2大匙橄欖油和鹽都放進食物調理機中，再倒入鷹嘴豆罐頭裡的汁液，以低速打3分鐘。把鷹嘴豆泥從調理機中取出，放進碗裡，然後淋上一點橄欖油，最後以歐芹裝飾即可上桌。

頂飾

下面介紹三種頂飾的做法。如果你事先準備好，放在密封保鮮盒中冷藏，最多可保存一個禮拜。

蒔蘿抹醬

如果你不知道要怎麼做魚的料理，那就塗上蒔蘿抹醬，再用烤箱或烤架烤熟，就大功告成了。

做好的份量約1/2杯

新鮮蒔蘿1又1/2杯（約3把）
新鮮歐芹1/2杯（約1把）
大蒜2瓣
橄欖油3大匙
法式芥末醬2大匙
檸檬汁1茶匙
鹽和胡椒少許

用食物調理機或果汁機把材料打到滑順，再塗在魚肉上，然後送進烤箱或拿到烤架上烤。

佩科利諾起司青醬

這是另一種在烤魚可用的美味抹醬。

做好的份量約 1/2 杯

生杏仁果、胡桃或松子 1/3 杯

大蒜 2 瓣

新鮮羅勒葉 2 杯

佩科利諾起司刨絲 1/3 杯

鹽和胡椒少許

橄欖油 1/3 杯

把所有的材料放進食物調理機中（橄欖油除外），一邊打勻一邊慢慢地倒入橄欖油即可。

西班牙番茄醬

這道番茄醬在西班牙和義大利都很受歡迎。可用在烤雞、燉菜、炒蛋和烤魚上。

做好的份量約3到4杯

橄欖油2大匙
洋蔥1個（去籽、切碎）
青椒1個（去籽、切碎）
大蒜2瓣（切碎）
番茄糊1罐（約800克）
新鮮芫荽1把（切碎）
辣椒粉1茶匙
鹽和胡椒少許

在底部厚實的大煎鍋中倒入橄欖油，開中火。先炒洋蔥，然後加上青椒，拌炒5分鐘。接著加入大蒜，再炒1分鐘。最後把碎番茄、芫荽、辣椒粉放進去，繼續炒10到15分鐘，加上鹽和胡椒調味即可。

甜點

松露巧克力

這道巧克力甜點是人見人愛的美食。下次辦派對時，你可端出來，讓眾人驚嘆。至於製作，巧克力的品質是成功的關鍵。你還可隨意變換風味。

可做30到40顆巧克力球

動物性鮮奶油1/2杯

杏仁、柳橙、香草或榛果1茶匙

苦甜黑巧克力約230克（可可亞含量達70%以上，切碎）

可可粉或堅果碎粒當巧克力裹粉

取一小醬料鍋，倒進鮮奶油，煮到小滾，然後把調味的材料放進去，攪拌。把巧克力放在另一個碗中，倒入煮好的鮮奶油，幾分鐘後再開始攪拌。拌勻後，放涼，放入冰箱冷藏2小時。

用茶匙舀出巧克力，做成直徑約2.5公分的小球，像搓圓仔般在掌心中搓成圓形。把巧克力球放在烤盤紙上，然後放在冰箱中冷藏一夜。

裹上可可粉或堅果碎粒即可食用。如用密封保鮮盒放在冰箱，可保存一個禮拜。

巧克力椰奶慕絲

有幾分鐘內就可做好的甜點嗎？那就試試這道食譜。請在冰箱放一罐椰奶，如果嘴饞，就可享用這道可口的甜點。

2人份

全脂椰奶1罐
可可粉3大匙
甜菊糖1到2茶匙

注：還可加上椰絲、杏仁醬或肉桂

椰奶必須在冰箱中冷藏幾個小時或隔夜。

把變硬的椰奶舀出來，放在攪拌碗中，用攪拌器打到軟（不可變成液體）。加入可可粉、甜菊糖，繼續攪拌，直到慕絲變得輕軟、膨鬆。上面加上椰絲、杏仁醬或肉桂，即可食用。

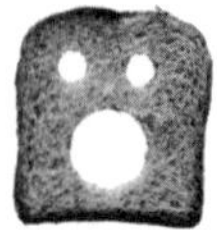

結語

別被健康的迷思蒙蔽了

十八世紀，一位在維也納成長、習醫的德國醫師開了一家診所。他對所謂的「動物磁氣」很感興趣，也就是動物體內有一種磁性，磁性分布均衡與否，會影響健康，人類也不例外。後來，又發展出催眠治療法。因為這位醫師名叫法蘭茲·安東·梅斯默（Franz Anton Mesmer），此催眠術的名稱就叫「梅斯默術」。

梅斯默醫師宣稱，他可利用磁性治療神經系統的疾病，把體內微妙的磁流平衡調整過來，使人恢復健康。他說，這種磁流飄浮在宇宙中，凡是天氣冷熱、光線明暗和重力，都會受到這種磁流的影響。梅斯默醫師研究人體的磁極，認為把磁極調整好，體內的磁流就能往正確方向、順暢地流動。如沒調整好，磁流亂七八糟，病人的神經就會受到折磨。在這種情況之下，他就必須幫病人催眠，調整其體內的磁極及磁流。

不久，梅斯默醫師就爆紅了，但也惹來許多批評。大眾都對這種新的醫療方式好奇，來找他醫治的人絡繹不絕，包括知識份子和販夫走卒。醫學界和科學界的人都很怕他，國王和貴族則認為，他有祕密結社的嫌疑和顛覆社會的企圖。一七七七年，被逐出維也納之後，他即轉往巴黎發展，想在那裡東山再起。

到了一七八〇年代，他和新門徒在巴黎開了幾家診所。他們為病人催眠，說可幫人調整體內的磁極，控制磁流。你可想像一個瘋狂科學家，雙手在空中揮舞，接著那雙彷復有神能的手碰觸有神經疾患的病人，似乎要為他們驅魔。這套神祕的治療風行一時，很多人都覺得這種催眠治療很酷，相關治療產品也很多，如催眠管、催眠水、磁鐵等。由於梅斯默及其門徒總是在隱密的地方為病人治療，感覺神祕兮兮，也招惹了一些惡名。

不久，法國國王下令成立一個調查委員會，命拉瓦錫（antoine-Laurent Lavoisier）和富蘭克林（Benjamin Franklin）等人負責調查梅斯默案。調查報告認為，梅斯默的理論與科學原理不合，國王因此禁止梅斯默在法國行醫。一七八五年，梅斯默黯然離開巴黎，前往倫敦，後來又轉往奧利地、義大利、瑞士各地，最後回到他在德國出生的小村子，卒於一八一五年。然而，不管他走到哪裡，他都堅持他的治療法是有效的，設法贏得別人的認同。

我們現在已經了解，梅斯默治療的是心身症，而且利用民眾的無知獲利。現在看來，雖然他的理論和治療法都很荒謬，但病急亂投醫這種現象卻值得正視。病人往往被高妙的廣告手法牽著鼻子走，買了一堆沒有用的產品或花大錢接受某種神奇療法。每天，我們都被媒體傳來的健康新知轟炸——有的是正確的，有的是唬人的，有的則自相矛盾。但我們很容易被這樣的訊息催眠，即使是聰明、受過高等教育、小心謹慎、不易輕信的消費者，也不例外。我們很難區分事實和虛構，更不容易辨認那些經過「專家」背書的訊息，對我們有益或有害。

如果你好好想過百年來來自所謂「專家」的建議，就會發現很多事不如表面那麼簡單，往往經過檢驗之後，你才了解事實剛好相反。到了十九世紀末，放血還很流行；我們總是認為蛋是壞東西，乳瑪琳很神奇，直到現在才知道蛋是世界上營養最豐富的食物，而乳瑪琳含有致命的反式脂肪。二十世紀中葉的醫師還曾出現在香菸廣告上，為抽菸背書；後來又有醫師說，嬰兒奶粉比母乳好。這種光怪陸離的現象雖然讓人很難想像，但不久前我們還認為飲食和疾病無關，現在才知道錯了。

想像五十年後的世界，我很好奇又有哪些今天被視為當然的觀念會失效。我也想知道，我是否能改變世人對碳水化合物、脂肪和膽固醇的看法。其實，我們的觀念具有強大的力量。你每回走進超市，就會接觸許許多多的商品訊息，告訴你為什麼該吃這個或那個——然而很多訊息都是錯誤或騙人的，特別是標榜「健康」的全穀物、低脂和無膽固醇產品。食品製造商告訴你，吃這些食物等於握有健康生活的門票，可降低癌症、心臟病、糖尿病和肥胖的風險。但你知道事實並非如此。

我們活在醫學發達的世界，有最先進的診斷科技與治療方式，可治好幾十年前仍束手無策的疾病，進而延長壽命。然而，這也是慢性病瘋狂蔓延的時代，死於傳染病（如愛滋病、肺結核、瘧疾等）、懷孕和周產期病症、營養缺乏的人數總合，只有死於慢性病人數的一半。[1]我們現在已知國家健康醫療體系漏洞百出，急需修補。醫療費用高得令人咋舌，幾乎占國民生產毛額的二〇%，而一般家庭的健康醫療保費支出也不斷升高，每年約需支付一萬五千美元以上。根據世界衛生組織的統計，儘管我們在醫療方面的支出是全世界最多的，整體醫療表現卻落後其他三十六個國家。[2]而我們的預期平均壽命在已開發的三十個國家裡，排行第二十二。

我們要如何拯救這個醫療體系？又能為子子孫孫做什麼？我們無法等到這個巨大的醫療體系重新步上正軌，這畢竟緩不濟急。我們也無法依賴藥物來保持生活品質。正如前面章節所述，藥物只會讓我們離健康愈來愈遠。我們必須從每日生活習慣開始做小小的改變，才能獲得最大的健康效益。

雖然很多人認為那顆撲通撲通不斷跳動的心臟，是生命的中心（畢竟，在新生命形成的頭幾週，心跳就是生命最初的證明），然而，大腦才是最重要的角色。沒有大腦，心臟也不會跳動了。拜大腦之賜，我們才能感受這個世界的每一個層面，有喜怒哀樂，能愛、能學習、可以做決定，也可以充分地利用人生，讓你這一生有不虛此行的感覺！

然而，除非腦子生病了，功能受到影響，我們總認為大腦的種種是理所當然。我們很少去想，萬一我們的大腦出了毛病，該怎麼辦？其實，大腦的健康是可以維護的，我們不能放任不管。說到生存權利，我們有自由表達意見的權利、我們的隱私權不容侵犯，也有投票權等權利，但沒有一種比得上握有健康、長壽、免於認知與心智退化的權利重要。但你得努力，好好照顧自己的大腦，才能擁有這樣的權利。

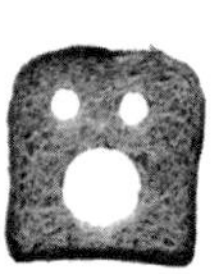

致謝

任何出過書的人都知道，一本書要能誕生，歸功於許許多多有創意、聰明、不知疲累為何物的人。這是大家努力的結果。有時候你覺得一本書已經完成了，其實還早呢！你還需要一群出版、編輯、印刷的生力軍幫你，才能把書送到每一個讀者手上。

如果可能，我很想把幫助過我的每一個人都列出來，好好感謝他們。但那足足有好幾百人，可能要好幾頁才印得完，我只好簡要表達我的衷心感謝之意。首先，感謝所有致力於腦部和身體研究的科學家和我的同行；我也永遠感謝我的病人，謝謝他們每天給我的指引與洞見。

我要感謝幫我處理版權的友人索洛（Bonnie Solow）。謝謝你對本書價值的肯定，這本書才能面世。因為這本書，我們的情誼更加深厚。我還要感謝你的領導以及對細節的注重。謝謝你為這本書付出非比尋常的努力。

感謝羅柏格（Kristin Loberg），雖然這本書集結了我的研究與臨床經驗，但因為你的修改、校潤，我的意念才能更流暢、清晰地傳達出來。

感謝利特爾·布朗出版公司（Little, Brown）的團隊，特別是本書編輯貝哈爾（Tracy Behar），以及皮耶許（Michael Pietsch）、亞瑟（Reagan Arthur）、吉亞柯帕齊（Theresa Giacopasi）、杜威（Nicole Dewey）、范恩（Heather Fain）和帕克（Miriam Parker）。能與你們這支專業團隊合作，是我的榮幸。

謝謝參與本書策劃的質子公司（Proton Enterprises），特別是墨菲（James Murphy）、德歐拉齊爾（John D' Orazio）與魯爾（Andrew Luer）。

每天，我都由衷感謝在博瑪特健康中心全心奉獻的工作團隊，幫我實現本書提到的原則。在此特別謝謝大衛（Karen David）、麥唐納（Stephanie

McDonald）、米勒（Joseph Miller）、諾特（Lisa Notter）、萊禮（Kate Riley）、湯瑪斯（Michaela Thomas）、韋爾卡（Jackie Wilcox）和渥克曼（Kate Workman）。

我也特別感謝為本書建構網站的數位人（Digital Natives）技術小組，以提供更多的資料給讀者。

本書食譜則是我太太蕾茲準備、製作的，在此謝謝她。也謝謝哈里斯（Dee Harris）提供許多有關營養方面的資料。

最後，我也感謝我的兩個孩子奧斯汀和蕾夏，謝謝他們這一路來的鼓勵與支持。

圖片來源

下列圖表或插圖的引用已獲原作版權所有人同意。

p.84：出自The Lancet Neurology, Volume 9, issue 3, M. Hadjivassiliou, MD, et al., Gluten sensitivity: from gut to brain, pages 318–330, march 2010。

p.116：出自Centers for disease Control and prevention; cdc.gov /diabetes/statistics/prev/national/figpersons.htm。

p.126：出自"Statin use and risk of diabetes mellitus in postmenopausal women in the women's Health initiative." A. L. Culver, et al., Archives of Internal Medicine 2012; 172(2): 144–52。

p.152：出自"risk factors for progression of brain atrophy in aging. Six-year follow-up of normal subjects." C. Enzinger, et al., Neurology 64: 1704–11; May 24, 2005。

p.196：出自"America's State of mind," a report by Express Scripts, 2011。

p.233：出自Randy Glasbergen: glasbergen.com。

p.243：上圖出自"total daily physical activity and the risk of AD and cognitive decline in older adults." A. S. Buchman, P. A. Boyle, L. Yu, et al. Neurology 2012; 78; 1323。

p.243：下圖出自"total daily physical activity and the risk of AD and cognitive decline in older adults." a. S. Buchman, P. A. Boyle, L. Yu, et al. Neurology 2012; 78; 1323。

p.248：出自"exercise training increases size of hippocampus and improves memory." Erikson, K. I., et al. Proceedings of the National Academy of Sciences U.S.A. 2011 February 15; 108(7):3017–22。

健康生活 BGH157B

無麩質飲食，讓你不生病！
揭開小麥、碳水化合物、糖傷腦又傷身的驚人真相
Grain Brain：The Surprising Truth about Wheat, Carbs, and Sugar——Your Brain's Silent Killers

國家圖書館出版品預行編目(CIP)資料

無麩質飲食,讓你不生病!：揭開小麥、碳水化合物、糖傷腦又傷身的驚人真相 / 大衛.博瑪特(David Perlmutter)；廖月娟譯. -- 第一版. -- 臺北市：遠見天下文化, 2015.01
面； 公分. -- (健康生活；GH157)
譯自：Grain brain : the surprising truth about wheat, carbs, and sugar--your brain's silent killers
ISBN 978-986-320-658-3(平裝)

1.神經精神病 2.健康飲食

415.95 103027899

作者 — 大衛．博瑪特醫師（David Perlmutter, MD）
克莉絲汀．羅伯格（Kristin Loberg）
譯者 — 廖月娟

總編輯 — 吳佩穎
責任編輯 — 陳孟君
封面暨內頁設計 — 江孟達工作室（特約）

出版者 — 遠見天下文化出版股份有限公司
創辦人 — 高希均、王力行
遠見．天下文化 事業群榮譽董事長 — 高希均
遠見．天下文化 事業群董事長 — 王力行
天下文化社長 — 林天來
國際事務開發部兼版權中心總監 — 潘欣
法律顧問 — 理律法律事務所陳長文律師
著作權顧問 — 魏啟翔律師
社址 — 台北市 104 松江路 93 巷 1 號 2 樓
讀者服務專線 —（02）2662-0012
傳　真 —（02）2662-0007；2662-0009
電子信箱 — cwpc@cwgv.com.tw
直接郵撥帳號 — 1326703-6 號　遠見天下文化出版股份有限公司

電腦排版 — 立全電腦印前排版有限公司
製版廠 — 東豪印刷事業有限公司
印刷廠 — 中原造像股份有限公司
裝訂廠 — 中原造像股份有限公司
登記證 — 局版台業字第 2517 號
總經銷 — 大和書報圖書股份有限公司　電話／(02)8990-2588
出版日期 — 2015 年 1 月 26 日第一版第 1 次印行
2023 年 10 月 31 日第三版第 5 次印行

定價 — 450 元
4713510942680
英文版 ISBN：978-0316234801
書號 — BGH157B
天下文化官網 — bookzone.cwgv.com.tw

天下文化
BELIEVE IN READING